免疫を高める食事

内科医　野口勇人

はじめに

２０２０年に始まったコロナ禍で「免疫」という言葉をよく聞くようになりました。「免疫細胞の約70％は腸に集まっている」という言葉を聞いたことのあるかたも多いのではないかと思います。

この免疫細胞とは、血液中の成分である白血球のことです。白血球の約70％が腸でつくられるために、テレビのＣＭやインターネットの健康記事などに、そう書かれているのです。

では、ここで皆さんに質問です。

「免疫」ってなんですか？

その「免疫」は、どうやって測りますか？

私はこう答えます。

◉「免疫」とは、自分で自身を守る力。つまり、病気から身を守るためのシステムで、自律神経の影響を受ける。

◉血液中の白血球の数や割合（これを「分画《ぶんかく》」といいます）を測ると、その状態がわかる。

これらのことは、１９９６年に外科医の福田稔医師と免疫学者の安保徹教授によって明らかにされました。これを、**「福田―安保理論」**といいます。

残念ながら、いまの日本の医療においては、この理論がじゅうぶんに認められてはいません。健康診断などの**血液検査で、白血球の分画を測ることはほとんどない**のが現状です。

しかし、医療費総額が40兆円を超える現代日本において、医師を含めた国民が「福田―

安保理論」を学び、免疫のしくみをきちんと理解することが、真の健康を手に入れるとともに、医療費の大幅な削減につながるといえます。

本書では、免疫のしくみをできるだけわかりやすく解説します。それとともに、どうすれば免疫を高めて健康になれるか、自分でできることを紹介します。

一つは、免疫細胞である**白血球をつくるために役立つ、腸にいいレシピ**です。主に、白血球の材料となるたんぱく質と、腸の状態をよくする発酵食品を同時に摂取できる、「具だくさんみそ汁」のレシピをご紹介します。

また、**免疫を高める「運動法」や「生活法」**についてもお話ししたいと思います。

そして、**免疫低下の原因となるストレスについて、その対処法**をご紹介します。

皆さんの豊かで健康な生活の実現に、本書がお役に立てれば幸いです。

２０２３年８月

野口基礎医療クリニック院長　野口勇人

免疫を高める食事　目次

第2章　免疫を高める食事

スタッフ
装丁・料理ページデザイン　横坂恵理香
料理写真　尾島翔太
レシピ考案・調理スタイリング　古澤靖子
編集担当　小川潤二

第1章

免疫のしくみ

自律神経と免疫

自律神経の乱れが免疫を左右する

この本は、外科医の福田稔《ふくだみのる》医師（気血免疫療法会初代理事長）と、免疫学者の安保徹《あぼとおる》医師（新潟大学名誉教授）によって発見された、「**自律神経の免疫（白血球）支配**」に沿って解説しています。この理論は、お二人の名前をとって「**福田―安保理論**」と命名されました。

自律神経には、**交感神経**と**副交感神経**の二つがあります。

交感神経は、アクセルのような働きをし、動物が活発に動くことができるように働きます。アドレナリンを分泌し、血管を収縮させます。脈拍が上がり、呼吸数もふえます。戦闘モードの状態です。

副交感神経は、ブレーキのような働きをします。アセチルコリンを分泌し、血管を拡張させます。脈拍が下がり、呼吸数も減ります。副交感神経は、食事中や休息時に優位になります。休息モードの状態です。

自律神経と免疫の関係

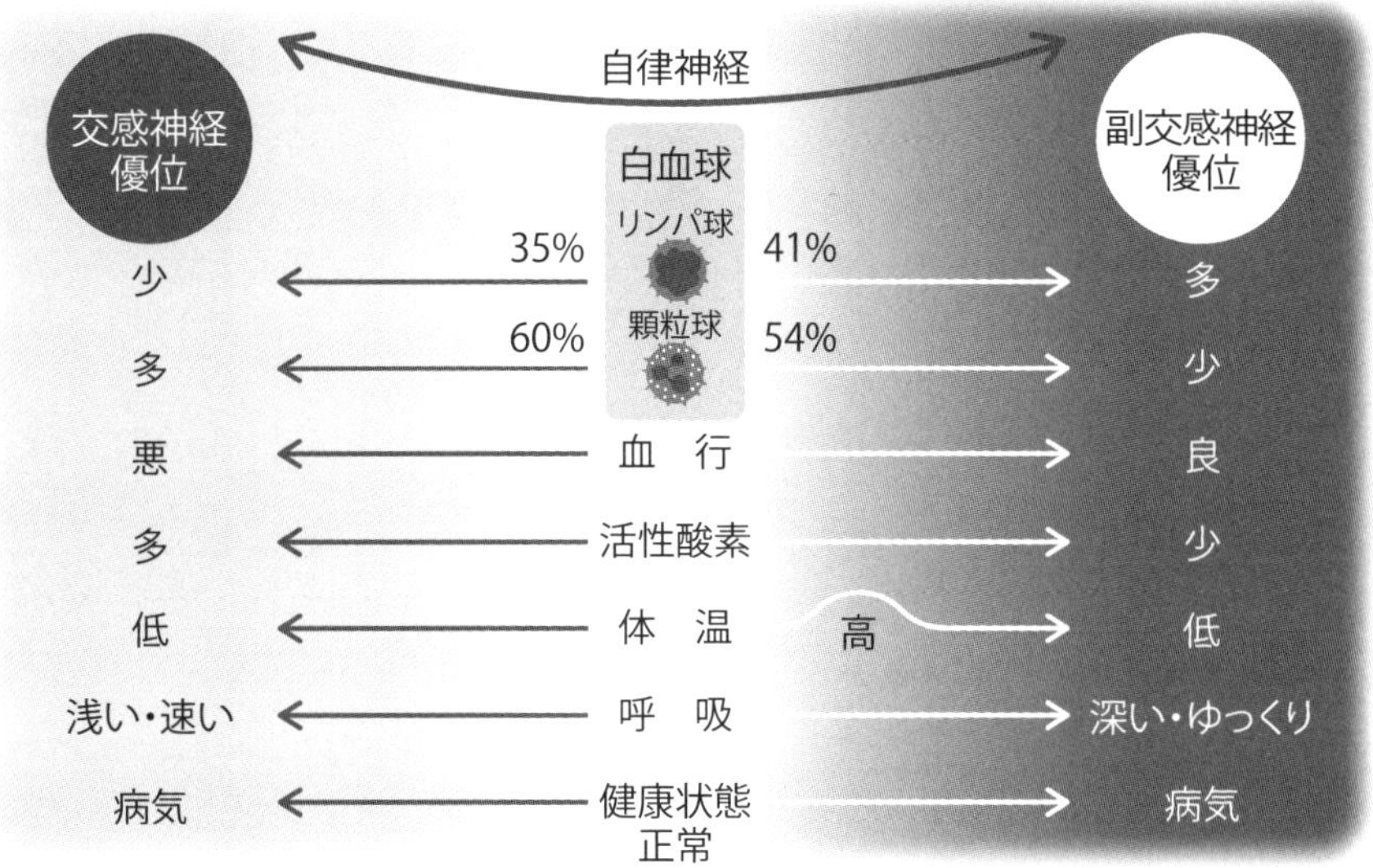

自律神経には、1日のリズムがあります。**日中は交感神経が優位**になり、**夜間は副交感神経が優位**になります。

免疫の主役である白血球は、大きく分けて**顆粒球、リンパ球、単球**の三つに分類できます。**白血球は自律神経に支配**されていて、自律神経の状態によって変化します。具体的には、**交感神経が優位になると顆粒球がふえ、副交感神経が優位になるとリンパ球がふえます。**

白血球中に占める割合は通常、**顆粒球が約60%、リンパ球が約35%、単球が約5%です。**

季節によって顆粒球とリンパ球の割合は変動し、夏場はリンパ球の割合がふえ、冬場には顆粒球の割合がふえます。

年齢によっても顆粒球とリンパ球の割合は変動し、加齢とともにリンパ球の割合は減少していきます。

性別によっても顆粒球とリンパ球の割合は異なり、女性のほうが平均して2％ほどリンパ球の比率が高くなっています。

血液型によっても異なり、リンパ球の比率が高い順にO型、B型、AB型、A型となります。

しかし、顆粒球とリンパ球の割合は個人差が大きいといえます。**生活習慣病の多くは、交感神経が過度に優位な状態が長く続く**ことで引き起こされます。交感神経が優位だと、血管が収縮するため、**血流障害が起こり**ます。特に、手足などの末梢へ血液がじゅうぶんに行き渡らなくなります。すると**低体温**になり、手足の冷えを感じるようになります。

このような状態が続くと、**ガン**、**糖尿病**、**動脈硬化**などの病気を招くことになります。

交感神経が過度に優位な状態が続くと、ふえすぎた顆粒球により**組織破壊**が引き起こされます。顆粒球の寿命は2〜3日で、役目を終えるときに**大量の活性酸素を放出**します。その際、活性酸素の強い酸化力で、血管や臓器を傷つけます。傷ついた組織は、副交感神経が優位のときに修復されますが、交感神経が優位な状態が続くと、組織の修復は行われづらくなるのです。

また、交感神経が優位な状態が続くと、ガン細胞を処理する働きをする**リンパ球の数が不足**します。このようなときは**低体温**になっていることが多く、リンパ球の活性（働き）がさらに低下してしまいます。

反対に、副交感神経が過度に優位な状態が続くと、**アレルギー系の病気**を引き起こします。アトピー性皮膚炎、ぜんそく、花粉症などです。

このような「福田ー安保理論」を知ることで、血液検査によって、採血時の自律神経のバランスがどうなっているのかがわかります。**顆粒球の比率が高い人は交感神経が優位**の状態、**リンパ球の比率が高い人は副交感神経が優位**の状態になります。

後のコラムで詳細に述べますが、顆粒球とリンパ球の割合がバランスのよい状態になっていれば、自律神経のバランスもよい状態で、病気になりにくいといえます。

★自律神経が乱れると、免疫力が低下する
★免疫力は血液検査で知ることができる

ストレスと免疫

主に心理的なストレッサーが病気を引き起こす

前項では、「自律神経の乱れが、免疫を低下させる」と述べました。そして「福田―安保理論」では、その原因は**ストレスによる血流障害が大きい**と考えています。

悩みすぎや働きすぎなどのストレスで、交感神経の緊張状態が続くと、血管が収縮し、血流が悪くなります。すると、組織に必要な栄養や酸素が運ばれず、不要な物質の回収もじゅうぶんに行われなくなります。加えて、顆粒球が死ぬときに放出する活性酸素によって組織破壊が起こってきます。体内のガン細胞を処理するリンパ球も減っている状態です。

このストレスを引き起こす刺激を、ストレッサーといいます。

ストレスを引き起こす刺激としては、以下の四つがあります。

①温度や気圧の変化、騒音、手術や外傷など
②アルコール、薬物など
③細菌、ウイルスなど

④不安や緊張を招く心理的なもの

①は、主に**外的要因**によるものです。体に傷がついたり、常にうるさかったり、寒かったり暑かったり。なかでも、気圧については自分で調節が難しく、体に影響を及ぼしやすい要因です。天気が悪くなってくると、めまいがしたり、だるくなったりする人もいるでしょう。

天気と免疫は、とても重要なテーマなので、次項でも解説します。

②は、自分の意思で摂取するものです。アルコールは、適量なら百薬の長といわれることもありますが、飲みすぎるとさまざまな病気を招きます。

薬物は、基本的には「今出ている症状にマスクをする」、つまり対症療法のものがほとんどです。**飲み続けることで病気が完治するケースはほぼありません**。むしろ、月単位、年単位で飲み続けることで、体に大きなストレスをかけてしまう危険性があります。

例えば、ステロイド薬や消炎鎮痛薬を飲んだことのある人は多いでしょう。これは、体に炎症や痛みがあるときに飲むと、最初は鋭い効果を発揮します。しかし、飲み続けると効果が現れにくくなるばかりか、体内に蓄積したり、血流障害を起こしたりします。

③コロナウイルスのことを持ち出すまでもなく、**細菌やウイルスに感染することは、死にも直結するほどのストレス**です。特に、抗生物質の登場により、結核をはじめとする病気が治療できるようになってきました。

しかし一方で、抗生物質の効かない耐性菌が生まれたり、長く飲み続けることで人体に有用な菌まで死滅させたりするケースもあります。

④そして、私たちにとって**いちばん問題になるのは、心理的なストレス**です。ストレスと免疫については、第4章で詳しくお話ししたいと思います。

★病気の原因として最も大きいのは「ストレスによる血流障害」
★ストレスを引き起こすストレッサーは主に4種類ある

天気と免疫

気圧と温度で虫垂炎の症状が変わる

このような「福田—安保理論」は、どのようにして生まれたのでしょうか。

そのスタートとなったのが、虫垂炎でした。

福田稔医師が、好きなゴルフに行きたいのに、なぜか**冬の晴れた日に、虫垂炎の緊急手術が入って、**病院から呼び出されることが続きました。

「なぜ、冬の晴れた日に、緊急手術が必要な壊疽《えそ》性の虫垂炎が起こりやすいのか？」

この謎を追求するなかで「福田—安保理論」は生まれたのです。


虫垂炎には、カタル性（軽症）、蜂窩織炎《ほうかしきえん》性（中程度）、壊疽性（重症）の三つがあります。同じように「虫垂炎」といっても、三つの病気があるといってもいいほどです。

カタル性の場合は、手術をしなくても、抗生物質の投与だけですむケースがほとんどです。

蜂窩織炎性は、虫垂がうっ血を起こして、パンパンに腫《は》れた状態になります。多くの場合、手術の必要があります。

壊疽性は、虚血（血が足りない）の状態であり、緊急手術をしなければなりません。ときには死に至るケースもあります。

三つの虫垂炎が、どのような場合に多く起こっているかを、福田稔医師が調べました。毎日、温度と気圧を調べてみたのです。すると、虫垂炎の程度には、**気圧と温度が大きくかかわっている**ことがわかりました。

	気圧	温度
壊疽性（重症）	高い	低い
蜂窩織炎性（中程度）	低い	高い
カタル性（軽症）	壊疽性と蜂窩織炎性の間	壊疽性と蜂窩織炎性の間

気圧が高く、気温が低いのは、**冬の晴れた日の気象状況**に当てはまります。こうして、

壊疽性の虫垂炎が起こりやすいのは、**気圧が高く、気温が低い**気象条件であることがわかりました。

気圧が高く温度が低い場合でも、すべての虫垂炎が壊疽性になるわけではありません。壊疽性の割合が多くなるということです。同様に、気圧が低く温度が高い場合でも、すべての虫垂炎が蜂窩織炎性になるわけではありません。蜂窩織炎性の割合が多くなるということです。

自律神経のバランスで虫垂炎も変わってくる

気圧と温度は、自律神経に大きくかかわってきます。

自律神経	気圧	温度
交感神経が優位	高い	低い
副交感神経が優位	低い	高い

気圧が高く温度が低い状態では、自律神経のバランスは交感神経が優位になります。交感神経が優位になると、**交感神経の末端から**、**アドレナリンが分泌**されます、すると、**アドレナリンレセプターを持つ、顆粒球がふえて**きます。そして、寿命の短い顆粒球が死ぬときに、大量の活性酸素を放出します。この**放出された活性酸素が、組織破壊**を起こします。これが虫垂で起こると、壊疽性の虫垂炎となるわけです。

気圧が低く温度が高い状態は、副交感神経が優位であり、蜂窩織炎性虫垂炎が起こりやすい状態です。副交感神経が優位になると、**副交感神経の末端から、アセチルコリンが分泌**されます。すると、**アセチルコリンレセプターを持つ、リンパ球がふえてきます。**副交感神経が過度に優位な状態が続くと**血管が拡張し、流れが悪くなるという血流障害**が起こります。そのため、**うっ血**した虫垂がパンパンに腫れた状態になります。

つまり、自律神経のバランスによって、虫垂炎という同じ病気でも、症状や程度が変わってくるわけです。

また、同じく原因は血流障害であっても、**血管が収縮した虚血状態で起こっている血流**

障害なのか、**血管が拡張したうっ血状態で起こっている血流障害**なのかによって、程度も対処法（治療や生活習慣の変え方）も違ってきます。

ガンや他の病気にも、同じことがいえるのではないでしょうか。同じ病名でも、自律神経のバランスがどうなっているかによって、治療や生活指導も変わってくるのが当然だと思います。

★高気圧の日は交感神経が優位になり、低気圧の日は副交感神経が優位になる
★同じ病気でも、自律神経のバランスにより症状や程度が変わる

治癒反応を理解せよ

血流が回復する際のかゆみや痛みを止めてはいけない

では、私たちが病気になった場合、自律神経のバランスを取ればいいことになりますが、これが一筋縄ではいきません。通常、私たちはかゆみや痛み、腫れ、発熱などがあれば、それを「体の異常」ととらえ、薬を飲んで治そうとします。しかし、これは、「血流を回復して、体が治ろうとする正常な反応」で、治癒反応といいます。リバウンドや瞑眩《めんげん》と呼ばれることもあります。

この治癒反応を薬などで止めてしまうと、体が治る機会を失い、病気が長期化してしまうのです。

凍傷を例に、この血流の回復（治癒反応）を考えてみましょう。

凍傷になった人は、まず、ぬるま湯に足（あるいは手）を入れるはずです。このとき、組織がすでに壊死して切断するまで悪化していれば、何も感じません。しかし、組織の回復が望める場合は、血流が回復するにつれて、かゆみや痛み、腫れ、熱が生じてきます。これは、血流が回復する際に、プロスタグランジンという物質が産生されるからです。プロスタグランジンは、組織の修復を促す物質である半面、人体には不快な症状を起こしてしまいます。これは、人が傷ついたときは、痛みや熱が出ることで体を休ませ、回復を促すためと考えられます。

凍傷になるほど冷えているときは、体は交感神経が優位になっています。逆に、体が温まる際には、副交感神経が優位になり、血流が促されます（副交感神経反射）。その際に、かゆみや痛み、腫れ、熱が出るわけですが、これらの反応を乗り越えた後に、正常な状態に戻るわけです。こうして体は治っていきます。

ところが現代の医学では、副交感神経が優位になった結果として、かゆみが出ればステロイド薬、痛みが出れば消炎鎮痛薬、熱が出たら解熱薬と、薬でなんとかして治癒反応を抑え込もうとします。これらの薬を使うと、交感神経が優位になるため、自律神経のバランスが一時的によくなり、副交感神経が優位になった結果として出てきた症状が抑えられます。薬で治ったような状態です。

しかし多くの場合、そこで薬を止めずに、そのまま使い続けてしまいます。そのため、けっきょくは交感神経が過度に優位になり、いつまでも病気が治らず、難治化していくのです。

つまり、かゆみや痛みが出たとしても、むやみに薬に頼らず、自分の体の治癒力を信じて冷えや血流を改善して自律神経を整え、免疫力を高めていくことが治癒への道につながるのです。

★体は血流をよくして治そうとするが、その際にかゆみや痛みなどの治癒反応が出る
★治癒反応を薬で止めると、いつまでも症状がよくならない

薬と免疫

免疫を理解すれば薬の使い方がわかる

ここで、薬に対する考え方、つきあい方についても述べたいと思います。
前述したように、**薬は病気を根本から治すものではありません。**
例えば、カゼによる「発熱」「くしゃみ」「鼻水」「セキ」「体がだるい」といった症状を緩和することができても、カゼという病気を治すことはできません。それどころか、カゼの治癒を妨げるだけになります。

もっとも、「明日は、大切な仕事があるためにどうしても症状をおさえるしかない」といったときには、カゼ薬の服用もしかたないかもしれません。カゼ薬は、カゼを治す薬ではなく、症状をおさえるだけの薬で、しかも服用することで治癒までの時間がかかるようになると認識し、あえて服用するのなら、薬の本質を理解しているといえるでしょう。

問題なのは、カゼ薬は「カゼを治す薬」だと思って、「カゼを治したい」と思って服用することです。カゼ薬の役割は、あくまでも「カゼの諸症状の緩和」です。しかも、飲むとカゼの治癒までに時間がかかってしまいます。そのことを知らずに、カゼ薬を服用するのが問題なのです。

同様に、ほかの病気による「下痢」「湿疹」「腰痛」「肩こり」「頭痛」「歯痛」などの症状も、薬で緩和することはできます。ただしこれは、副交感神経を抑え、交感神経の緊張を招いて、ほかの病気を引き起こす原因にもなります。**免疫を抑制することにより、症状を緩和させています**。根本的な治癒までに時間がかかったり、かえって治癒を遠ざけてしまったりします。

薬では、症状の原因となる「病気」を、根本から治すことはできません。

薬を長期間使用することの害は、ほかにもあります。薬は、そのほとんどが化学物質です。体内で分解できずに異物として残った薬は、正常な免疫の働きによって、皮膚などから排出されていきます。これも治癒反応ですが、その際、湿疹などの皮膚の炎症や、かゆみなどの症状が現れます。つまり、薬を排出するために、新たな症状が起こってくるのです。「病気を治すため」に用いた薬は、「病気は治さず、不快と感じる症状**だけ**を緩和」していたわけです。

まとめると、病気を治す目的で用いた薬が、
①免疫の正常な働きを抑制し、治癒から遠ざける
②さらに、新たな病気や症状をつくり出す
という皮肉な結果になるのです。

症状が起こっているときは、「病気を治すために、免疫が正常に働いている」と思ってください。安易に薬に頼って、治癒反応を止めてはいけません。
最終的に「病気」を治すのは、自己治癒力なのです。

★薬は免疫の正常な働きを抑制し、治癒から遠ざける
★さらに、新たな病気や症状をつくり出す

低体温の害

平熱は36・5～37℃あるのが理想

近年、「低体温」という言葉を聞いたことのある人も多いと思います。「やる気がでない」「疲れやすい」「食欲がない」など、いつも心身の不快症状に悩んでいる人は、低体温の可能性があります。

現在の日本人の平均体温は36・5℃前後といわれ、明け方が一番低く、昼過ぎから夕方が最も高くなります。また、測る場所によっても違い、舌下だと36・5～36・7℃、わきの下だと36・2～36・3℃くらいが平均的な体温といえます。

体温は体力・免疫力と関係します。体温が低い人より高めの人のほうが、体力・免疫力があるといいます。平熱が36・5～37℃ほどあるといいでしょう。逆に、35・5℃以下になると要注意です。

では、実際に低体温になると、体にどんな影響があるのでしょうか。

体温が下がると基礎代謝（新陳代謝）が低下するといわれており、太りやすくなります。

つまり、**美容の面でも大問題**です。

さらに、免疫力が低下し、体内酵素の働きが大幅に減って臓器の働きが悪くなり、心身のバランスをくずしやすくなります。

「おなかが冷たい」「足がむくんでいる」というような身体症状があったら、体が冷えていて低体温になっている危険性があります。

自律神経が過度に乱れると低体温になる

免疫力を考える際に、自律神経のバランスは大きな影響があります。この自律神経から見ると、適度に交感神経が優位な人は、体温が高くなります。

ただし、行きすぎた交感神経の緊張状態が持続すると、血管が収縮して末消の血流が悪くなって、体温が低下します。交感神経が緊張している状態の持続によって、手足が冷たい状態になります。

副交感神経が優位な状態だと、体温が高くなっています。しかし、副交感神経が優位の状態が持続すると、こちらも低体温になります。そして、副交感神経が過度に優位になると、運動するのがおっくうになります。すると、体を動かさないことによって筋肉の量が減少します。その結果、筋肉を動かすことによる発熱量が低下し、やはり低体温になるのです。

交感神経の緊張状態の持続、過度に副交感神経が優位な状態の持続は、ともに最終的には低体温を招きます。

低体温とエネルギー産生

ここで、低体温とエネルギー産生の関係についてご紹介しましょう。

人体には、解糖系とミトコンドリア系の、二つのエネルギー産生のしくみがあります。両者の調和がとれてこそ、健康が保てます。

解糖系に偏ると、疲れやすくなります。また、血糖値が上がり、血管も収縮して、体温は下がります。すると、交感神経が優位になって起こる生活習慣病を発症しやすくなります。

冷えは万病の元といいますが、平熱が35・５℃以下になると、免疫機能や代謝機能の働きがグンと低下します。しかも、35℃以下になると、ガン細胞が盛んに増殖するようになります。

ミトコンドリア系に偏りすぎても、アレルギー性の生活習慣病にかかりやすくなります。つまり、解糖系とミトコンドリア系の二つのエネルギー産生のバランスがとれた生き方を心がけることが大事です。

瞬発力の解糖系と持続力に優れるミトコンドリア系

解糖系は酸素を使わず、糖質を分解してエネルギーをつくり出します。

いっぽう、ミトコンドリア系は酸素を使って、食事で得られた糖や脂肪、たんぱく質や、解糖系で生まれたピルビン酸を材料にエネルギーをつくり出します。

解糖系は、細胞質で、酸素を使わず低体温の環境で働きます。ピルビン酸を経由して乳酸をつくり出す過程で、ＡＴＰ（アデノシン３リン酸）と呼ばれるエネルギー物質を瞬時につくります。グルコース（ブドウ糖）１分子当たり、２分子のＡＴＰが生成されます。白筋（速筋・骨格筋の一種）、精子、再生上皮細胞、骨髄細胞、ガン細胞など分裂の盛んな細胞は、解糖系のエネルギーを主体に活動します。瞬発力と分裂に使われます。

ミトコンドリア系は、細胞のミトコンドリア内で、酸素を使って高体温の環境で働いています。ミトコンドリア系はエネルギー産生の効率がよく、グルコース（ブドウ糖）１分子当たり、最大36分子のＡＴＰが生成されます。つまり、解糖系の18倍の効率で、安定的にエネルギーをつくり出すことができるのです。

赤筋（遅筋・骨格筋の一種）、心筋、ニューロン（脳神経細胞）、卵子、一般の細胞などは、ミトコンドリア系のエネルギーを主体に活動します。

徐々にミトコンドリア系にシフト

私たちの体は、この二つのエネルギー系を使い分けているのです。子どものころは解糖系が優位で、加齢とともにミトコンドリア系中心にシフトしていきます。

ただし、ストレスによって交感神経の緊張が持続すると、血管が収縮して低体温になり、解糖系のエネルギーが主体となってきます。**低体温、低酸素、高血糖**の状態です。これは、ガンや糖尿病を招く状態であるといえます。

糖尿病やガンを治すには、それとは逆に、**高体温、高酸素、適正な血糖**（低血糖は危険なことがある）状態にして、ミトコンドリア系にシフトしていく必要があります。ストレスを少なくして（ストレスにうまく対処して）、副交感神経が優位な状態に戻していきましょう。

★低体温になると、体が効率よくエネルギーをつくれなくなり免疫力が下がる
★低体温、低酸素、高血糖だと、ガンや糖尿病を招きやすい

「頭熱足寒」を「頭寒足熱」に

上半身と下半身の温度差をできるだけ小さくする

通常、人間の体温は、上半身が高く、下半身は低くなっています。これは、サーモグラフィの画像で見てもわかります。

この上半身と下半身の体温の差が、できるだけ小さい状態が「頭寒足熱」です。試しに、足の小指をさわってみてください。冷たく感じませんか。さわってみて、冷たく感じなければ、あなたは「頭寒足熱」状態にあると考えられます。さわってみて「冷たい」ようであれば、「頭熱足寒」であるといえます。

多くの病気は、「頭熱足寒」の状態が続くことから生じてきます。東洋医学でいう「冷えのぼせ」の状態です。上半身、特に頭部が紅潮し、のぼせ感があります。反対に、下半身は冷たく、特に足や足の指が冷たい状態です。

この**「頭熱足寒」状態を解消して、「頭寒足熱」の状態にすることが、病気の予防と改善には大切**なことです。そのためには、血液の循環をよくして、血流によって体を温めることが大切です。つまり、**温かい血液を全身に巡らせることが、「頭寒足熱」の状態をもたらす**ということです。

もちろん、お風呂や湯たんぽなどで、外部から熱を与えることも効果的ですが、最終的には血液がきちんと体内を巡るようにすることが必要なのです。

ここまで、免疫について、基本的に知っておいてほしいことをお伝えしました。

まとめると、

- 免疫の主体は白血球である。
- 白血球と自律神経は密接な関係がある。
- 低体温だと免疫力が低下する。

となります。

では、免疫を手軽に高めるにはどうしたらいいか。第2章では、免疫を高める食事のしかたについてお知らせしたいと思います。

★「頭熱足寒」だと病気を招きやすい

★「頭寒足熱」にするには、体を温めるだけでなく、血流もよくする必要がある

免疫コラム

血液検査で免疫の状態がわかる

血液検査をすると、1㎣（1立法ミリメートル＝1000分の1cc）当たりの白血球の数と、白血球中のリンパ球、顆粒球、単球の割合がわかります。

白血球中のリンパ球、顆粒球、単球の割合は、「白血球像《はっけっきゅうぞう》」、または「白血球の分画《ぶんかく》」といいます。リンパ球、顆粒球、単球の三つの血球成分の割合を、「白血球の3分画」といいます。

顆粒球は、さらに好中球《こうちゅうきゅう》、好酸球《こうさんきゅう》、好塩基球《こうえんききゅう》の三つに分けられます。そのため、リンパ球、好中球、好酸球、好塩基球、単球の五つの血球成分の割合を、「白血球の5分画」ということもあります。

福田稔医師が勤務していた新潟の県立病院で行った健康診断の数を元に、健康な成人の場合、白血球中のリンパ球の割合はおおよそ35～41％、顆粒球の割合は54～60％の範囲にあることがわかっています。

血液検査で白血球中のリンパ球と顆粒球の割合がわかると、その時点での自律神経のバランスがわかります。

左は、血液検査の理想値と、血液検査の見方、リンパ球、顆粒球、単球の数の計算式を示したものです。検査をした際の参考にしてください。

自律神経は、交感神経と副交感神経がうまくバランスをとって、体の機能を調節しています。交感神経が優位になると活動的なモードになり、副交感神経が優位になればリラックスモードになります。

交感神経が優位になるとアドレナリンが分泌され、アドレナリンレセプターを持つ顆粒球がふえます。いっぽう、副交感神経が優位になるとアセチルコリンの分泌が盛んになり、アセチルコリンレセプターを持つリンパ球がふえます。

【各データの理想値】

白血球数　5000 ～ 7000 個／㎣
リンパ球の割合と数　35 ～ 41%（2000 ～ 2300 個）
単球の割合と数　5%（250 個／㎣）以上

【リンパ球数の調べ方】

リンパ球の数＝白血球数×リンパ球の割合

【血液検査表の見方】

リンパ球の数＝①白血球数×③リンパ球の割合（LYMPH）
2301 個／㎣ ＝ 5900 個／㎣× 39%

顆粒球の数＝②好中球 (NEUT) ＋⑤好酸球 (EOSINO) ＋⑥好塩基球 (BASO)
57.2%　＝　53.2　＋　3.1　＋　0.9

単球の数＝①白血球数×④単球の割合（MONO）
224 個／㎣ ＝ 5900 個／㎣× 3.8%

		項目名			測定値	単位	基準値
①		白血球数	WBC		5900	/μL	3300～9000
		赤血球数	RBC		539	×10⁴/μL	M 430～570 F 380～500
		ヘモグロビン	HGB	!	17.7	g/dL	M 13.5～17.5 F 11.5～15.0
		ヘマトクリット	HCT		50.2	%	M 39.7～52.4 F 34.8～45.0
		血小板数	PLT		19.3	×10⁴/μL	14.0～34.0
		MCV	MCV		93	fL	85～102
		MCH	MCH		32.8	pg	28.0～34.0
		MCHC	MCHC	!	35.3	%	30.2～35.1
		網状赤血球	レチクロ			‰	4～19
②		NEUT	NEU		53.2	%	40.0～75.0
		STAB	STB			%	1.0～7.0
		SEG	SEG			%	34.0～70.0
③		LYMPH	LYM		39.0	%	18.0～49.0
④	白	MONO	MON		3.8	%	2.0～10.0
⑤		EOSINO	EOS		3.1	%	0.0～8.0
⑥	血	BASO	BAS		0.9	%	0.0～2.0
		A−Lymph	ALYM			%	0.0

つまり、血液検査で顆粒球の割合が60％より多い場合は、自律神経のバランスは「交感神経が優位」になっているわけです。反対に、リンパ球の割合が41％より多い場合は、自律神経のバランスは「副交感神経が優位」になっているといえます。

なお、健康診断などで白血球像がわからない場合は、近所のクリニック、または病院に行って、「白血球像（白血球の分画）を調べてください」とお願いすれば、検査してくれるはずです。かかりつけ医がいれば、そこでお願いするとよいでしょう。健康保険が適用されれば負担は数百円ですみますし、白血球像だけなら自費でも２０００～４０００円程度ですみます。結果は早ければ当日、通常は数日程度でわかります。

第2章

免疫を高める食事

免疫を高める食事とは？

腸の免疫細胞をふやす食事

第1章では、

「免疫の主体は白血球」
「白血球の割合は自律神経と関係がある」
「自律神経のバランスをとれば、免疫は高まる」
「低体温、低酸素、高血糖はよくない」

ということをお伝えしました。

では、免疫を高めるには、具体的にどうしたらいいでしょうか。

テレビのCMなどで、「免疫細胞の約7割は腸にある」といわれています。この**免疫細胞とは白血球のこと**です。

ということは、手っ取り早く免疫を高めるには、腸を通じて①**自律神経を整え**、②**体温を上げる**とともに、③**高血糖を避ける**ことが大切になります。それによって、**白血球の数を増やしたり、割合を改善したり**することが、免疫アップにつながるわけです。

それを踏まえて、免疫を高める食事について、お伝えしたいと思います。

高血糖にならない食事とは

これらのうち、私が実際に患者さんに指導して、高い効果をあげているのが「③高血糖を避ける」ための食事法です。

私たちの体は、食事の際に糖質を摂取すると、血液中の血糖値が上がります。この血糖値が高くなりすぎた状態が「高血糖」です。糖質とは、炭水化物から食物繊維を除いたものです。この摂取量が多すぎたり、血糖値を下げるためのホルモンであるインスリンの量が少なかったり、働きが悪かったりすると、高血糖状態になります。

これを避けるために、私が患者さんに勧めているのが「**食べる順番療法**」です。

食べる順番療法

食べる順番療法のやり方

食べる順番療法は、食事の際に、**①野菜→②おかず→③主食　の順番で食べる**ようにする方法です。内科医の梶山静夫《かじやましずお》医師が考案され、きちんとした医学論文もある方法です。近年では、糖尿病患者さんへの食事指導にも導入されています。実際、私が患者さんに指導したところ、過去1〜2ヵ月の血糖値の平均的な状態を示す**ヘモグロビンA1Cの値が、軒並み下がった**という実績があります。

これは、食事の最初に野菜を食べることで、野菜に豊富に含まれている食物繊維が小腸における糖や脂質の吸収を抑え、穏やかにすることにより、食後の血糖値上昇を抑制するというものです。免疫低下を招く高血糖を防ぐだけでなく、**コレステロール異常や高血圧、**そして**ダイエット**にも効果が期待できます。

さらに、安保徹先生によると、食物繊維が小腸を通過する際の刺激が、自律神経のうちの**副交感神経を刺激する**ので、その点でも免疫を高める効果が期待できます。

食べる順番療法のポイント

では、実際に行う際のポイントをお知らせします。共通しているのは、よくかんで食べることです。

①野菜から食べる

これは、別のいい方をすると「**食物繊維の多い食品から食べる**」ということになります。ですから、食物繊維が豊富な**海藻やキノコ**なども、野菜と同様に、最初に食べるようにしてください。

その際のポイントは、「**食べ切る**」ことです。**野菜類は、全部食べ切ってから、②のおかずを食べる**ようにしてください。

また、食べる順番療法の①野菜、海藻、キノコ→②おかず（肉や魚などの主菜）→③主食というのは、懐石料理やフランス料理などのコース料理の順番と同じです。これらのコース料理は、通常、一つの料理を食べ切ってから、次の料理が出てきます。いわゆる

「三角食べ（主食とおかずと飲み物を少しずつ食べるやり方）」をしないで、食べ切ってから次の皿（料理）にいくようにしてください。

②おかずを食べる

野菜類を食べ切ったら、おかずを食べます。おかずには、肉や魚、あるいは大豆類などの「たんぱく質」が多く含まれています。たんぱく質は、私たちの体をつくる成分です。筋肉だけでなく、内臓、骨、関節、軟骨、皮膚、血液、そして免疫細胞である白血球の材料になります。

1日に必要なたんぱく質の量は、年齢や性別、運動量による違いはありますが、60グラム前後とされています。これを3食で分けると、1回の食事で20グラム前後のたんぱく質が必要です。例えば1パックの納豆（50グラム）でたんぱく質は約8グラム、卵1個（60グラム）で約7グラム、サケ1切れ（80グラム）で約18グラム、豆乳コップ1杯（206グラム）で約7グラムです。

ちなみに、大豆や卵黄に含まれるレシチンは脂肪肝の予防や改善に役立ち、脳の働きを助けるとされています。

③主食を食べる

こうして、**野菜類やおかずをよくかんで、ゆっくり食べてから、主食を食べる**ようにします。そうすると、糖や脂質の吸収が穏やかになるだけでなく、胃腸への負担が減りますし、脳の満腹中枢が刺激されて、無理なく、自然に主食の量を抑えられます。

主食の種類には米、パン、麺類などがあります。そのうち、腸を代表とする消化器官に負担をかけ、免疫に悪影響を与える可能性のある小麦製品や、脂質を多く含むバターが用いられているパンよりは、**米を主食とするのが理想**です。

なお、「食べる順番療法を実践しているが、どうしてもラーメンが食べたい」という人がいるかもしれません。そういう人は、タンメンを頼み、麺の上に乗っかっている**具から食べる**といいでしょう。

具（主に野菜、キノコ、海藻）から食べ切って、次に肉などのたんぱく質を食べ、最後のほうで麺をすすれば、「食べる順番療法」が実践できます。

副交感神経を高める食品

副交感神経を高める5種類の食品

口から肛門につながる消化管は、副交感神経の支配下にある最大の臓器です。ですから、食べ物を摂取して消化管を動かすと、副交感神経を手っ取り早く活性化できるわけです。

ここでは、そのために役立つ食品を、5種類、ご紹介いたします。

①丸ごと食品…玄米、大豆、小魚、小エビ、ゴマなど

食事で免疫を高めるには、栄養素をバランスよく摂取することが大切です。それには、発芽する力を持っている玄米や豆類、頭から尻尾まで食べられる小魚類など、「丸ごと」とれる食品を食べるといいでしょう。これらの「丸ごと食品」には、現代人には不足しがちなミネラル類や食物繊維、たんぱく質が豊富に含まれています。

②発酵食品…みそ、納豆、漬け物、甘酒など

麹菌や乳酸菌などを利用して作る発酵食品には、元の食品よりも**①旨みが増す、②栄養**

価がアップする、③消化、吸収されやすくなる、といった特長があります。また、乳酸菌は腸内環境を改善し、腸の働きを活発にします。特に、みそやしょうゆ、漬け物などに含まれている植物性乳酸菌は、生きて腸まで届きやすいと考えられているほど、苛酷な環境でも生き抜くことができる強い生命力を持っているようです。

これらを食べると腸の働きが活発になり、副交感神経が優位になるので、免疫力向上につながります。

③食物繊維…野菜、キノコ、海藻類、イモ類など

食物繊維をじゅうぶんに摂取すると、便のかさが増して、腸が活発に働くようになります。その結果、副交感神経が優位になり、免疫機能が高まります。また、食物繊維は腸内で善玉菌のエサとなって、腸内環境を改善してくれるため、免疫細胞であるリンパ球（白血球の一種）をふやす効果も期待できます。コロナウイルスなどの感染予防にも役立つでしょう。

ちなみに、海藻は塩分の排泄を助けてくれるので、みそ汁に入れるのは理にかなっています。

④イヤイヤ食品…梅干し、酢、ゴーヤ、シソ、トウガラシなど

人体は、**酸っぱい、辛い、苦い**といった刺激を「イヤな刺激」と認識し、体から排泄しようとします。これは「**排泄反射**」と呼ばれますが、有害な物質を速やかに出すための、正常な反応です。**排泄は、副交感神経が優位な状態で起こるため、免疫力アップにつながるわけです。**

⑤体を温める食品…エビ、ショウガ、ニンニク、みそ汁やスープなど

自律神経のバランスが乱れると、体温が下がりやすくなります。低体温になると、免疫力は落ちてしまいます。

生命活動を維持する**酵素が最も活発に働くのは37・２℃（わきの下で36・５℃）**なので、体を温める食品を積極的に摂取して、腸から体を温めることは、免疫力アップに大いに役立ちます。

具だくさんみそ汁

具だくさんみそ汁のススメ

以上の五つの食品を積極的にとるのに最適なのが、「具だくさんみそ汁」です。

みそ汁は、

②発酵食品であるみそを使っています。

⑤体を温める食品であり、体温を高めるのに役立ちます。

①丸ごと食品であるゴマや小エビなどや、

③食物繊維が豊富な野菜、キノコ類、海藻類を入れて、

④トウガラシなどを振れば、

免疫力アップに役立つ５種類の食品が、すべて摂取できます。

この「具だくさんみそ汁」は、**食べる順番療法を成功に導く**のにも大いに役立ちます。

普通のみそ汁よりも、食物繊維が豊富な野菜やキノコ類、海藻類がたくさん入ったみそ汁を、おかずよりも先に、まず食べ切ることで、**糖や脂質の吸収を穏やかにできる**でしょう。

具だくさんみそ汁には、次のような利点もあります。

カゼのセルフケアにみそ汁

まず、みそ汁は食欲のないときでも、すすれば摂取できます。すると、

・カゼによる発熱・セキ・タン・鼻水などで奪われる「水分」
・発汗により奪われる「塩分」
・カゼと闘う免疫細胞の材料となる「たんぱく質」

が補給できます。

つまり、**みそ汁は腸から免疫（自己治癒力）を助ける発酵食品**なのです。

カゼ（感染症）に効果があるということは、コロナ感染症やインフルエンザ感染症にも効果が期待できるといえます。

胃腸のセルフケアにみそ汁

同様に、みそ汁は

・下痢、嘔吐などで奪われる「水分」と「塩分」
・胃腸炎と闘う免疫細胞の材料となる「たんぱく質」

を含む、腸から免疫を助ける発酵食品です。

ですから、吐き気があったとしても、少しずつみそ汁をすすって、回復を図りたいものです。

熱中症の予防にみそ汁

近年、地球温暖化の影響なのか、夏に極端な高温となり、熱中症になる危険性が高まっています。

熱中症を予防するには、みそ汁を飲んで、

・体をつくり体内に水分を保つのに役立つ「たんぱく質」

・熱や汗で奪われる「水分」と「塩分」

を補給することが大切です。

気温が上がり始める前の朝にみそ汁をすすって、予防に努めましょう。

なお、熱中症になると「水分」だけでなく、「塩分」をはじめとする「ミネラル類」も体から失われます。それを防ぐのに役立つのが「麦茶」です。麦茶であれば、血糖値を上げることなく、安心して水分とミネラルを摂取できるのです。

逆に、熱中症予防のためにスポーツドリンクを飲むかたがいますが、これはお勧めできません。スポーツドリンクには糖質が大量に含まれているので、糖分のとりすぎによる血糖異常を起こす恐れがあるからです。高血糖になりやすいのは、いうまでもありません。

朝食について

朝食の効果的な食べ方

食事は1日3回とるべきか、朝食は抜いたほうがいいのか。医療関係者のなかでも意見が別れていますが、私は**基本的には朝食を摂取するほうがいい**と思っています。

その理由は以下のとおりです。

①朝食が注意力、集中力を高める

朝食を摂取すると、注意力が高まることは、統計的に証明されています。

②朝食で頭の働きがよくなる

朝食によって、知能テストの成績が向上するという研究結果があります。ちなみに、同じ人が朝食を食べた場合と、抜いた場合を比較すると、食べたときのほうが成績が上がっているという報告もあります。

③朝食を抜いても夕食で太る

朝食をとった場合は、体重が少しずつ減っていくのに対し、同じ人が同量のエネルギー源を夕食でとると、少しずつ太っていくのがわかる研究データがあります。

つまり、夕食よりも朝食をとったほうが、肥満予防につながるというわけです。

④朝食と光は日周リズムを整える

光に当たったり、朝食をとったりすると、私たちに備わっている生体時計は毎日修正されて、24時間のリズム（日周リズム）が保たれます。夜勤や夜更かし、海外旅行で乱れた日周リズムは、朝食や光で調整しましょう。

なお、朝食にみそ汁や納豆をとると、その約15～16時間後に分泌される、眠りのホルモンづくりの材料になるので、睡眠を改善するのに役立ちます。

心の病について

心の病と食品の関係

心の病と食事には、密接な関係があります。ここで、管理栄養士の小町みち子さんが提唱されているランキングをご紹介しましょう。

心の病を改善するランキング

1位　大豆
2位　イワシ・サバ・アジ
3位　生卵・半熟卵

脳を根本的に助ける栄養素は、DHAやレシチン、ビタミンB群、ミネラル類、たんぱく質などです。

DHAといえば、イワシやサバなどの青魚。レシチンは大豆や卵黄に含まれています。

これらを摂取するには、「和食」が最適といえます。

心の病を招く食品ランキング

1位　清涼飲料水
2位　菓子パン
3位　クッキー・ケーキ

これらの食品に含まれているブドウ糖は、脳の活力となる栄養素ですが、脳の神経細胞を構築したり、修復したりする働きはありません。ですから、甘い物をとると、一時的に元気になることはありますが、けっきょくは気持ちが落ち込みやすくなったり、興奮しやすくなったりします。

清涼飲料水は、体内にブドウ糖がすばやく吸収されるうえ、含有量も多いので、脳に悪影響を与えがちです。菓子パンやケーキ類は、ブドウ糖と脂肪がいっしょになっているので、脳にはお勧めできませんし、血糖異常や脂質異常のリスクにもなりえます。

食と免疫のQ&A

あなたの「食への疑問」に答えます

「免疫力を高める食事」の章の最後に、一般によくいわれている「食」に対する疑問について、回答していきたいと思います。

Q 腸内細菌のバランスが、アトピーやぜんそく、花粉症などのアレルギー性疾患に関係するといわれていますが、改善するにはどのような食事をすればいいですか？

A 近年、アトピーをはじめとするアレルギーは、栄養のアンバランスや、有害な化学物質などによる免疫（自己治癒力）及びホルモンのバランスの乱れが大きな要因であることがわかってきています。

それを改善するには、腸の環境改善や代謝力アップにつながり、栄養バランスがすぐれている**和食をとり入れる**ことがお勧めです。和食は、認知症の予防にも効果があるという研究結果が出ています。

加えて、使用する油も、アレルギーを促すといわれるオメガ6系の油（ベニバナ油、ヒマワリ油、コーン油、サラダ油など）よりも、アレルギーを抑えるといわれる**オメガ3系の油（シソ油、エゴマ油、アマニ油**など）、そして**魚の油（DHA、EPA）**がいいでしょう。

Q 体にいいといわれる魚の油（DHA、EPA）には、どのような効果があるといわれていますか？

A 近年、魚を食べる人が減っていることで、さまざまな不調が引き起こされているといえます。魚を食べることで期待できる効果について、以下にまとめてみました。

・精神の安定にDHA：魚の摂取量の減少に伴い、多動症、うつ、認知症などがふえてきていると考えられます。

・ぜんそくの症状改善にDHAとEPA：青魚に多く含まれるDHAとEPAは、炎症やアレルギーを治めるのを助けてくれます。

・動脈硬化の予防にEPA：グリーンランドの先住民はEPAが豊富な生魚を食べてきたから、寒冷地に暮しているのに、動脈硬化が少ないという研究結果が出ています。

Q **コーヒーは体にいいとも、悪いともいわれますが、どっちでしょうか？**

A コーヒーは、1日2〜3杯ならば興奮剤になります。興奮剤ということは、飲みすぎると交感神経が優位になってきます。この状態が続くと、免疫力が低下してしまうかもしれません。

このように、**少量であれば問題がなくても、飲みすぎると体にとってストレスになりうる**ので、**何ごとも適量が大切**だといえます。

Q **お酒を飲みすぎると、ビタミンやミネラルが欠乏すると聞きましたが本当ですか？**

A お酒の飲みすぎは、依存症などの深刻な問題を生みます。そこまでいかなくても起こる可能性があるのが、ご質問にあるビタミン・ミネラル欠乏です。

これを防ぐには、お酒を飲んだ翌朝に、**二日酔いがなくても「みそ汁」を飲む**ことをお勧めします。特に、**アサリやシジミのみそ汁**には、さまざまなビタミン・ミネラル類だけでなく、これらが体内で働く基盤となるたんぱく質も含まれています。

しかも、みそは発酵食品なので、お酒にやられた腸にもやさしいのです。

Q 牛乳を飲むと、かえって骨が弱くなると聞いたことがありますが本当ですか?

A ヒトの体は、体内のミネラル・ビタミンのバランスを一定に保とうとします。ですから、牛乳を飲んでカルシウムが一気に体内へやってくると、カルシウムの調整に働くマグネシウムなどのほかのミネラルとともに、体はカルシウムを外に出そうとしてしまいます。

ですから、カルシウムの補給をしたいのであれば、マグネシウムも含まれている**小魚や海藻類、大豆、緑黄色野菜**などで補うといいでしょう。

また、牛乳のカロリーの約半分は脂質が占めています。その点でも、カルシウムの補給源を牛乳ばかりに頼るのは考えたほうがいいと思われます。

ちなみに、低脂肪乳はアレルギー体質を招いたり、パーキンソン病の発症リスクを上昇させたりすることが報告されています。

Q 健康によいといわれるサプリメントを摂取しているのに、体調がよくならないのはなぜですか？

A サプリメントは、健康を「補助」する食品です。ということは、不健康な生活習慣、つまり**食事、睡眠、運動（くう、ねる、あそぶ）のバランスを見直して**こそ、サプリメントが役に立つことになります。

「これだけ飲んでいれば、体調がよくなる」という考えは、見直すほうがいいかもしれません。

Q 鉄剤やサプリメントで鉄分を摂取しても、貧血が改善しないのはなぜですか？

A 血液中の赤血球は、たんぱく質をもとに、鉄などのミネラル、そしてビタミンなどが合わさってできるものです。ですから、**鉄分をとっても、たんぱく質などが足りないと、貧血が改善しないことがある**のです。

ちなみに最近では、鉄分の不足は「イライラしやすい」「注意力が低下する」「神経過敏」「さ さいなことが気になる」といった、心の症状と関係していることも明らかになっています。

Q 美肌のためにビタミンCを摂取しても、肌の状態がよくならないのはなぜですか？

A 肌の張りや弾力を保ち、維持するには、コラーゲンが重要です。コラーゲンは肌や骨などに含まれ、体内で生成するには、**体をつくるたんぱく質と、それを助けるビタミンC、そして鉄分が揃うこと**が必要です。

そのため、ビタミンＣだけ摂取してもコラーゲンがじゅうぶんに生成されず、肌の状態がよくならないことがあるわけです。

Q 生理前のつらい症状（月経前症候群）を改善したくて、女性ホルモンを摂取していますが、ほとんど効果が感じられません。なぜでしょうか？

A そもそも、月経前症候群の原因は、女性ホルモンの不足とは限りません。もしも、女性ホルモンが唯一の原因ならば、ピルやホルモン剤で治るはずですが、治らない人がいるのです。

こうした生理前のつらい症状の改善には、ビタミン・ミネラル類の摂取が役立ちます。具体的には、**ビタミンＢ群、亜鉛、鉄、カルシウム、マグネシウム**が役立つといわれています。

そもそも、女性ホルモンをはじめ、私たちの体は食べたものでできています。ここに挙げた栄養素で、体の調子を整えることが大事なのです。

★食事は「①野菜→②おかず→③主食」の順に食べる「食べる順番療法」がお勧め

★具だくさんみそ汁を食事の最初に食べると、「食べる順番療法」を実践しやすい

★腸内細菌をふやし、免疫細胞である白血球を助け、健やかな心をつくるにも役立つのは「和食」

第3章

免疫を高める食事・実践レシピ

免疫を高める食事の3ヵ条

第2章では、免疫を高める食事について、お知らせしました。カラーページでは、これを実践される際に参考となるレシピをご紹介いたします。

ポイント❶ 食べる順番に気をつける

食事の際は、**①野菜→②おかず→③主食**　の順番で食べるようにしましょう。このとき、主食とおかずと飲み物を少しずつ食べる「三角食べ」をせずに、一つの食材を食べ切ってから次の皿（料理）にいくようにしてください。

なお、食事の際は、ゆっくりとよくかむようにしましょう。

ポイント❷ 副交感神経を高める食品を食べる

食べ物を摂取して**消化管を動かすと、副交感神経を活性化して、免疫を高める**ことができます。そのために役立つ食品を5種類紹介します。

①丸ごと食品
玄米、大豆、小魚、小エビ、ゴマなど

②発酵食品
みそ、納豆、漬け物、甘酒など

③食物繊維
野菜、キノコ、海藻類、イモ類など

④イヤイヤ食品
梅干し、酢、ゴーヤ、シソ、トウガラシなど

⑤体を温める食品
エビ、ショウガ、ニンニク、みそ汁やスープなど

ポイント❸ 具だくさんみそ汁を食べる

以上の食品を積極的にとるのに最適なのが、具だくさんみそ汁です。

具だくさんみそ汁は、食べる順番療法を実践するのにも最適です。おかずよりも先に食べ切るようにしましょう。

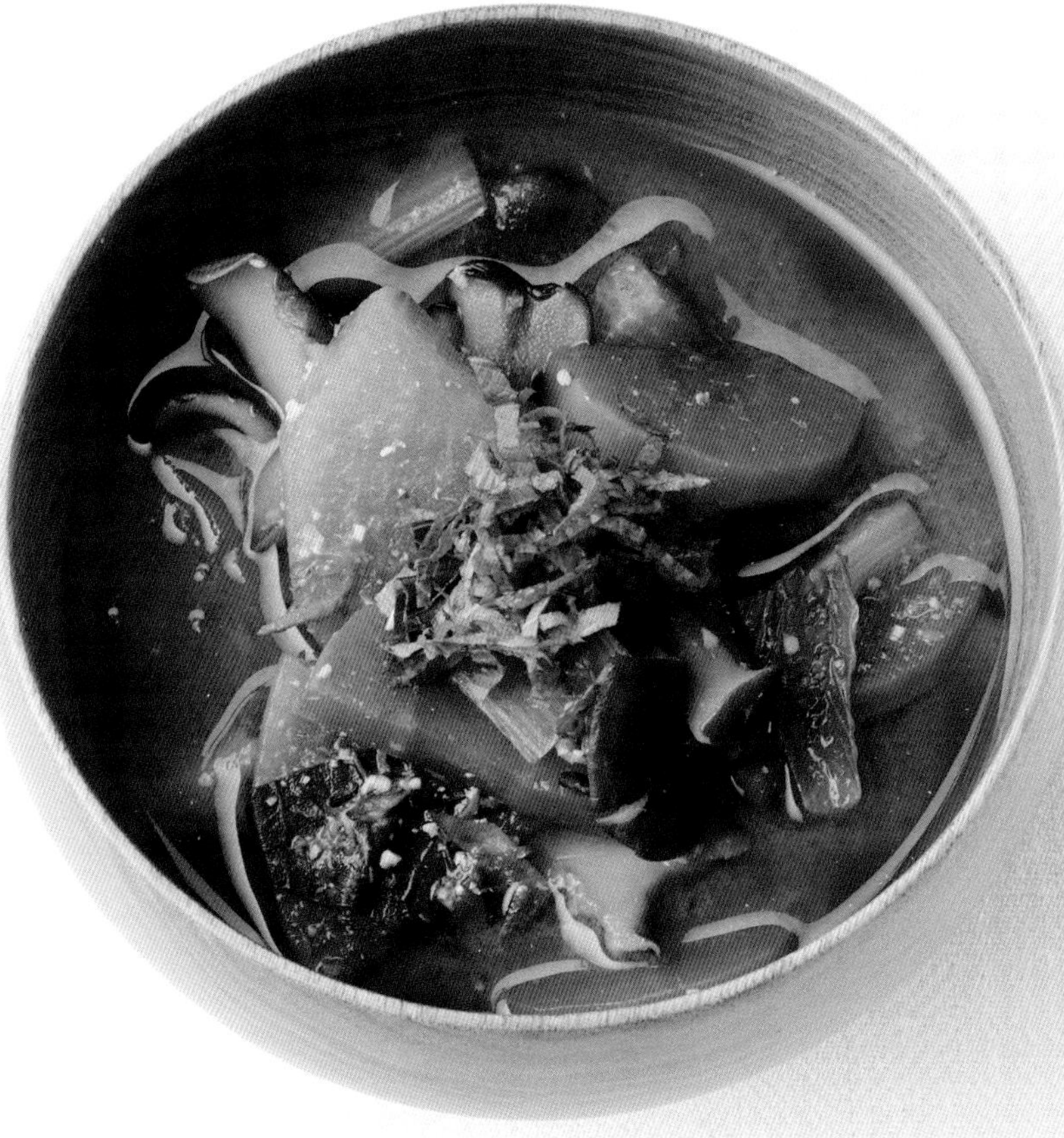

74 ページでは、基本的な 1 食分のメニュー例、76 ～ 79 ページでは具だくさんみそ汁のご紹介、80 ～ 88 ページでは副交感神経を高める食品を使ったレシピの紹介をしています。88 ページの「免疫アップふりかけ」は適宜ご活用ください。

毎日の食事に役立てて、免疫アップを目指していただければと思います。

免疫アップ定食

651kcal
たんぱく質37.5g
食物繊維8.4g

基本的な1食分をご紹介します。具だくさんみそ汁とキャベツのお浸し→ブリの塩焼き→玄米ごはんの順に食べましょう。ごはんを食べる際は、88ページのふりかけを利用するのもお勧めです。

ブリの塩焼き

材料（2人分）

ブリ切り身…2切れ(200g)
塩…小さじ1/2
大根おろし…1/2カップ分
シソの千切り…5枚分
白いりゴマ…大さじ1
国産無農薬レモン
(または季節の柑橘類)
スライス…2枚

❶ブリに塩をして10分ほどおく。

❷①のブリの水気をよくふき、予熱した両面グリルの中火で7〜8分こんがりと焼く（もしくはフライパンにオーブン用ペーパーを敷き、ブリをのせ中火で5分ほど焼く)。ひっくり返してふたをして、弱火で4〜5分焼き中まで火を通す。

❸大根おろしにシソの千切りを混ぜて添え、白ゴマをトッピングする。国産のレモン（他柑橘）を添える。

キャベツのシンプルお浸し

材料（2人分）

キャベツ…80g
コマツナ…40g
ニンジン…20g
しょうゆ…小さじ1/2

❶キャベツ、コマツナはひと口大のざく切り、ニンジンは皮をむいて薄切りにする。

❷鍋に①の野菜を入れ水100㎖程度を注ぎ、蓋をして火にかける。沸騰したら中火にして2〜3分蒸しゆでにし、ザルに空ける。

❸冷めたら水気を絞り、しょうゆで和え器に盛る。白すりゴマをふる。

玄米ごはん

材料（2合分）
炊飯器の普通モードで炊く）

玄米…2合(320g)
水…(玄米の1.5倍)480㎖

❶玄米は2〜3回水を替えながら擦り洗いをして水気を切る。

❷保存容器に①を入れ、たっぷりの水を注ぎひと晩冷蔵庫で給水させる。

❸②の水気を切り炊飯器の内釜に入れ、水を注ぎ普通に炊く。

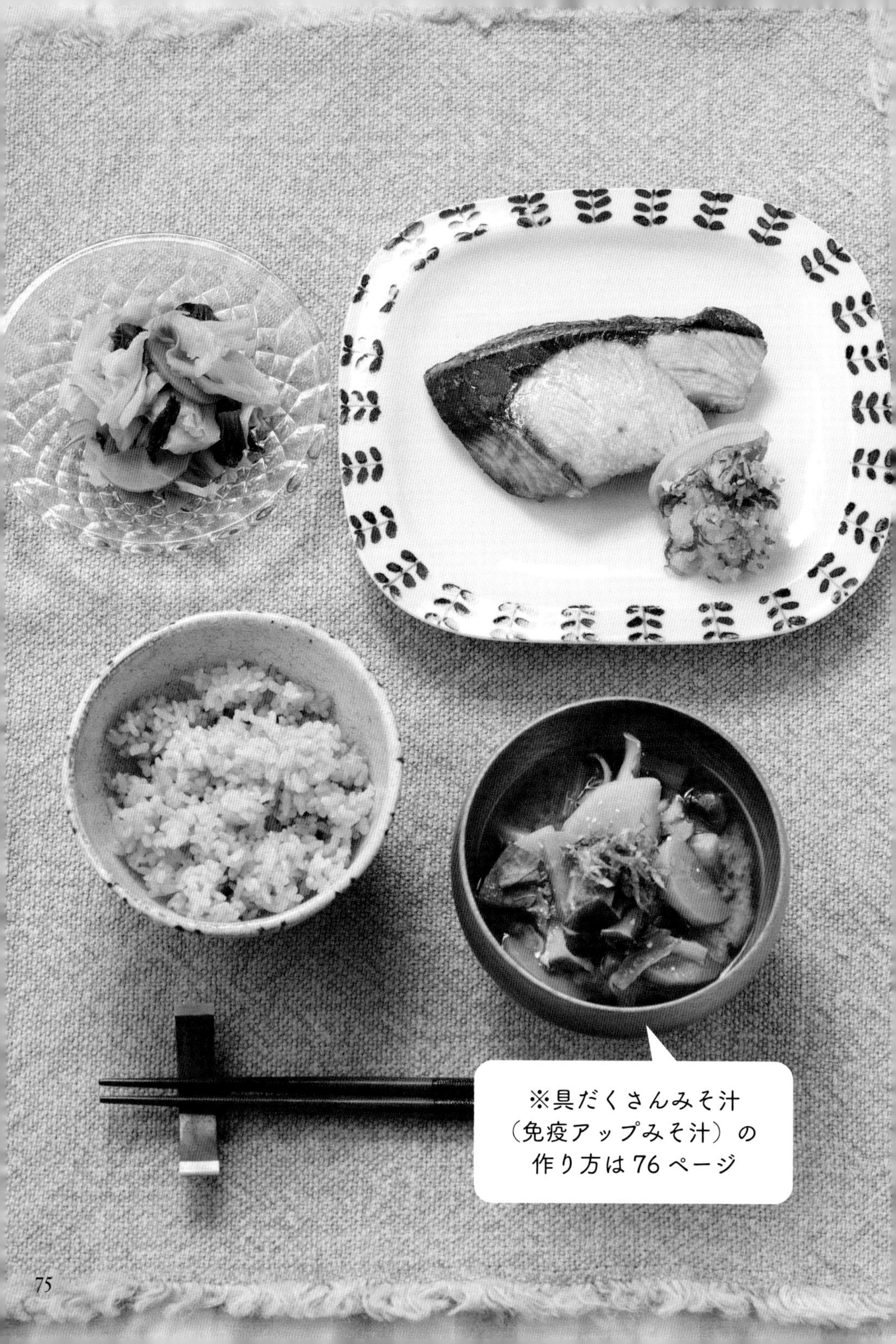

※具だくさんみそ汁
（免疫アップみそ汁）の
作り方は76ページ

具だくさんみそ汁～基本篇

基本的な具だくさんみそ汁をご紹介します。免疫アップみそ汁には、副交感神経を高める5種類の食品が含まれています(72ページ参照)。カボチャのみそ汁は、たんぱく質と食物繊維の摂取に最適です。

― 免疫アップみそ汁 ―

材料（2人分）

煮干し…5尾　水…2カップ(400mℓ)
大根…2cm厚さ　ニンジン…5cm長さ
マイタケ…1/2パック(50g)
コマツナ…1株(50g)
みそ…大さじ2弱
おろしショウガ…小さじ1
シソ千切り…4枚分

71kcal
たんぱく質9.3g、食物繊維2.9g

❶小鍋に水を入れ、煮干しをちぎりながら入れて浸しておく。

❷大根とニンジンは皮をむき、7～8ミリ厚さのイチョウ切りにする。マイタケはひと口大に切る。コマツナは2cm長さのざく切りにする。

❸①の鍋を火にかけ②を入れ、沸騰したら弱火にして7～8分煮る。

❹ニンジンが柔らかくなったらコマツナを入れ、2～3分煮る。

❺みそを溶き入れ、おろしショウガを加える。

❻器に盛り、シソの千切りを添える。

― カボチャのみそ汁 ―

材料（2人分）

煮干し…5尾　水…2カップ(400mℓ)
カボチャ…50g
シメジ…1/2パック(50g)
ネギ…5cm長さ　乾燥小エビ…大さじ1
乾燥ワカメ…小さじ1
みそ…大さじ2弱
白すりゴマ…大さじ1

101kcal
たんぱく質15.2g、食物繊維3.6g

❶小鍋に水を入れ、煮干しをちぎりながら入れ、浸しておく。

❷カボチャはひと口に切り、シメジは石づきを取ってからバラバラにほぐす。ネギは斜め薄切りにする。

❸①の鍋を火にかけ乾燥小エビ、乾燥ワカメ、②のカボチャ、シメジ、ネギを入れる。

❹沸騰したら火を弱め、カボチャが柔らかくなるまで7～8分ほど煮る。

❺みそを溶き入れ、白すりゴマを加え器に盛る。

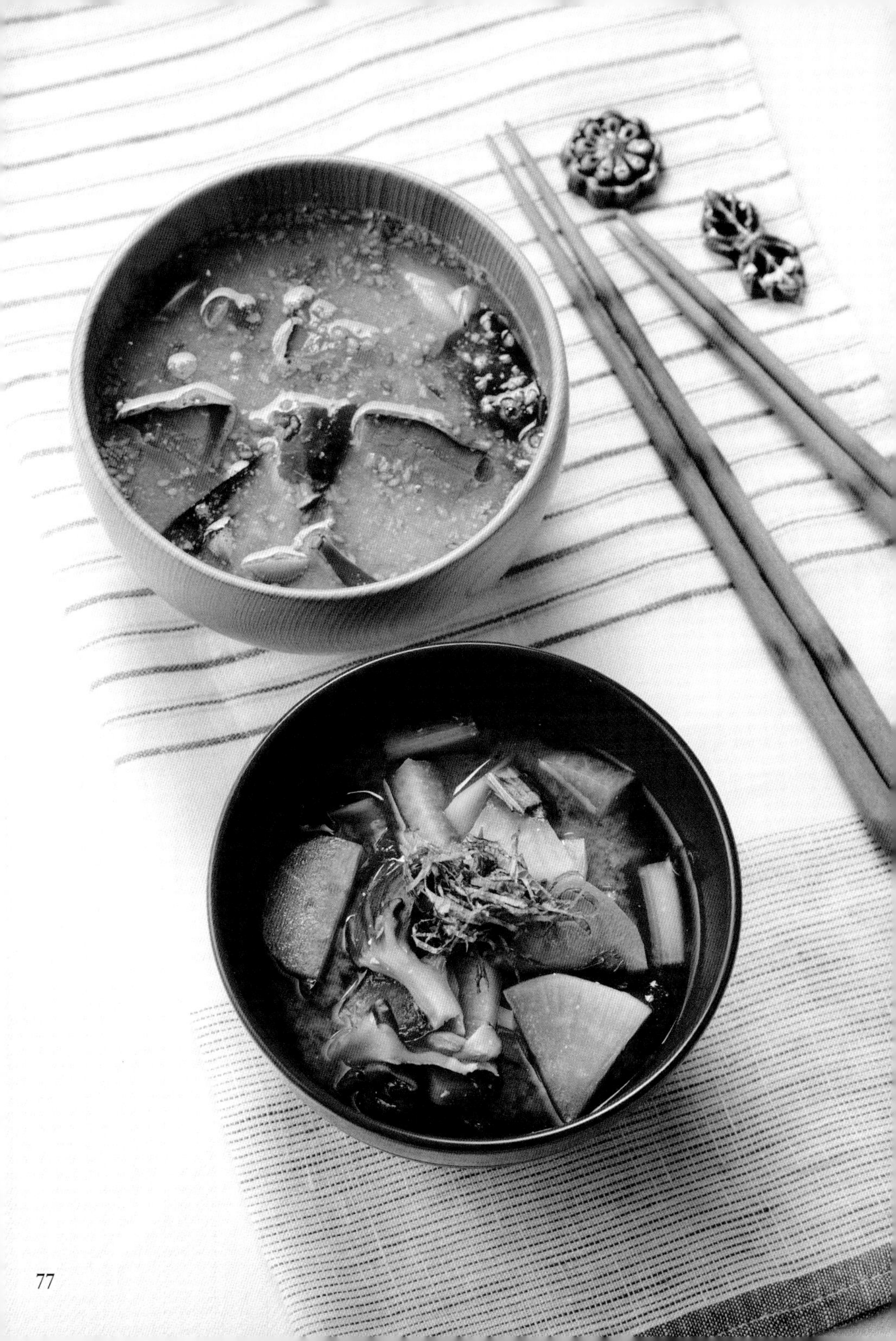

具だくさんみそ汁 〜応用篇

ここでは、保温用の水筒などで持ち運ぶのに適した「みそポタージュ」と、免疫アップに役立つと注目の「納豆みそ汁」をご紹介します。ぜひ、お役立てください。

納豆みそ汁

材料（2人分）

煮干し…5尾　水…2カップ(400mℓ)
エノキタケ…大1/4パック
油揚げ…1/3枚
モロヘイヤ…5枝分
コマツナ…1株(50g)
みそ…大さじ1と1/2弱
ひきわり納豆…1パック

112kcal
たんぱく質14.1g、食物繊維4.4g

❶小鍋に水を入れ、煮干しをちぎりながら入れて浸しておく。

❷エノキタケは石づきを切り、半分に切る。油揚げはボウルに入れ熱湯をかけて水気を切り薄切りにする。モロヘイヤは硬い軸はのぞき、ざく切りにする。

❸①の鍋を火にかけ、エノキタケ、油揚げ、ひきわり納豆を入れて2〜3分煮る。

❹みそを溶き入れ、モロヘイヤを加え、器に盛る。

みそポタージュ

材料（2人分）

カツオのだし汁…300mℓ
タマネギ…1/4個
ニンジン…小5㎝長さ
ジャガイモ…小1/2個
ミニトマト…4個
みそ…大さじ1と1/2弱

71cal、
たんぱく質3.1g、食物繊維2.3g

❶タマネギはひと口大にざく切りにする。ニンジン、ジャガイモは皮をむき、7〜8ミリのいちょう切りにする。ミニトマトは半分に切る。

❷だし汁に①の野菜を入れ、火にかける。沸騰したら火を弱め、野菜が柔らかくなるまで7〜8分煮る。

❸ニンジンが柔らかくなったらみそを溶き入れ、火からおろし、ミキサーにかけてポタージュにする。

❹保温のできる水筒に入れる。

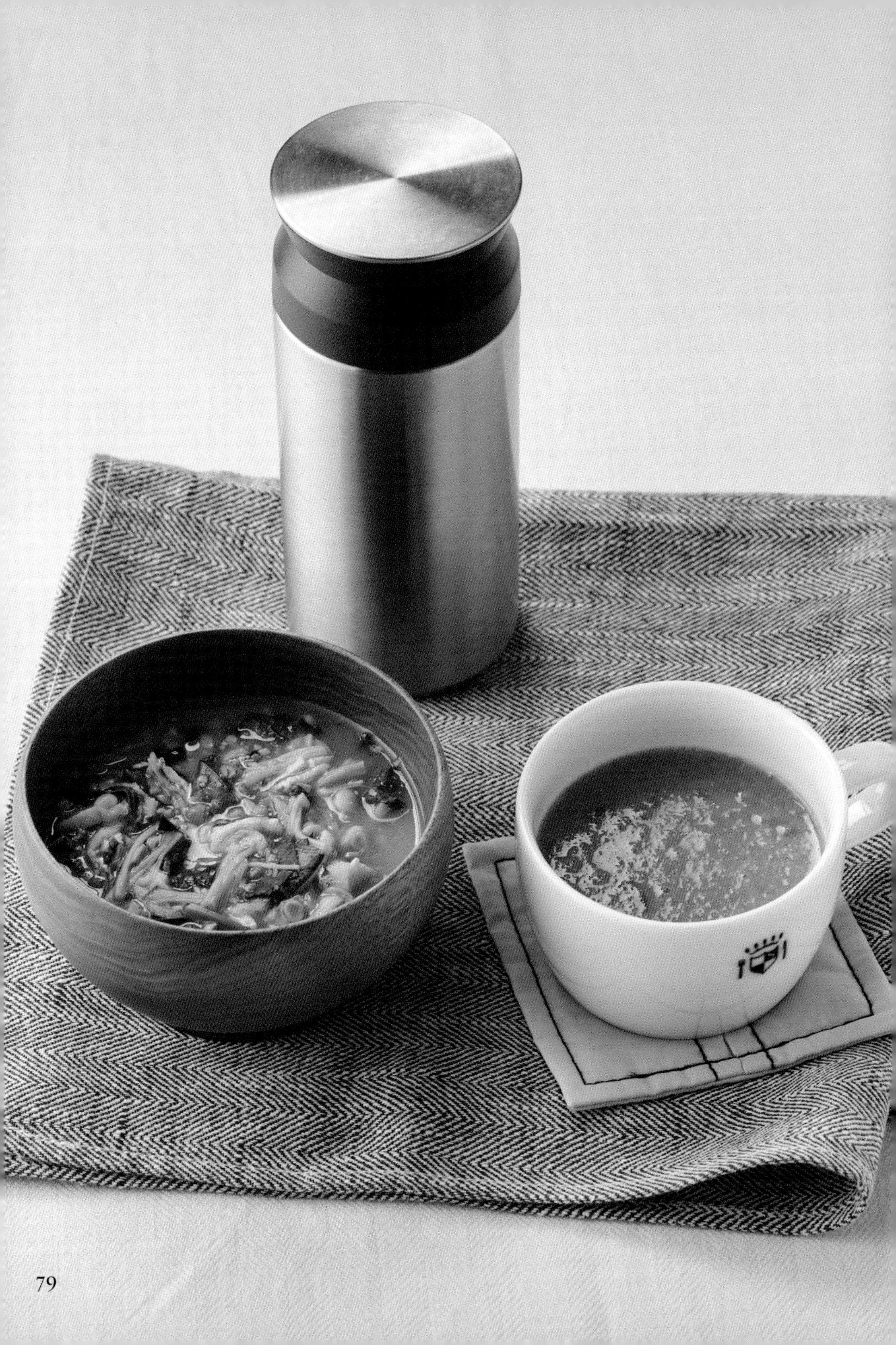

食物繊維が豊富な「煎り豆腐」

食物繊維を摂取すると、消化管を通る際に副交感神経を刺激して、免疫アップにつながることがわかっています。煎り豆腐は、食物繊維とともに、たんぱく質の摂取にも役立つメニューです。

煎り豆腐

材料（3人分）

木綿豆腐（小）…1丁

Ⓐ
- ネギ（小口切り）…1/4本
- ごぼう（ささがき）…1/4本
- ニンジン（太めの千切り）…小1/3本
- 乾燥ひじき…大さじ1（水で戻しておく）
- 干しシイタケスライス…3g（1カップの水で戻し、戻した汁はとっておく）

ゴマ油…小さじ1
乾燥小エビ…大さじ1
煮干し…3匹

Ⓑ
- みそ…大さじ1
- 甘酒…大さじ1（もしくは本みりん）
- しょうゆ…小さじ1/2

❶木綿豆腐は厚手のペーパータオルにくるみ、電子レンジ（600w）で3分加熱して、冷めるまでそのまま置いておく。

❷フライパンにゴマ油を熱しAを順番に炒め、①の豆腐を手でちぎりながら加える。

❸乾燥小エビ、手でちぎった煮干し、干しシイタケの戻し汁100ml、Bを加え、煮汁がなくなるまで炒め合わせる。

111kcal
たんぱく質15g、食物繊維2.2g

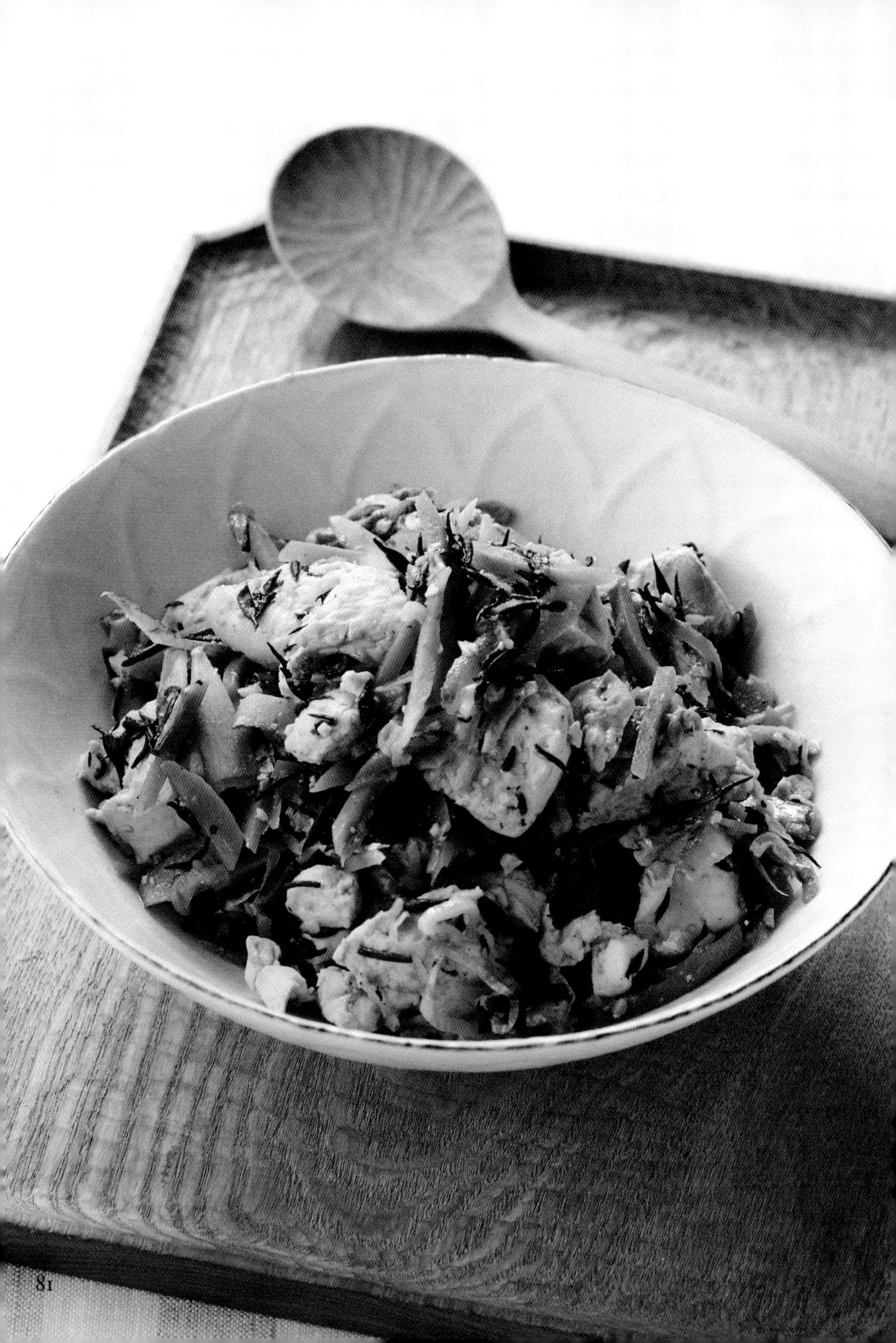

発酵食品を活用した「ナスのシギ焼き」

甘酒、納豆、みそ、漬け物などの発酵食品は、副交感神経を優位にして、免疫力を高めてくれます。ここでご紹介する「ナスのシギ焼き納豆みそソース」は、これらの発酵食品をふんだんに使った料理です。

ナスのシギ焼き納豆みそソース

材料（2人分）

ナス…2本
ゴマ油…大さじ1

Ⓐ
- タマネギ…1/4個（粗みじん切り）
- ニンニク粗みじん切り…小さじ1

ゴマ油小さじ…1
ひきわり納豆…1パック

Ⓑ
- みそ…小さじ2
- 甘酒…大さじ1（もしくは本みりん）

ニラ…2～3本（小口切り）

168kcal
たんぱく質5.6g、食物繊維4.3g

❶ナスは縦半分に切り、斜めに切り込みを入れてからひと口大（1本を8等分）に切る。

❷フライパンにナス、ゴマ油を入れ、ナス全体にゴマ油を絡めてからふたをして弱めの中火にかける。3～4分ほど焼いたら裏返し、さらにふたをして2～3分焼き、ナスが柔らかくなったら皿に取り出す。

❸②のフライパンにゴマ油小さじ1を足し、Aを炒める。

❹タマネギがしんなりしたら、ひきわり納豆、Bの調味料を加えて軽く炒める。

❺④に②のナスを戻し、ニラを加え全体を炒め合わせる。

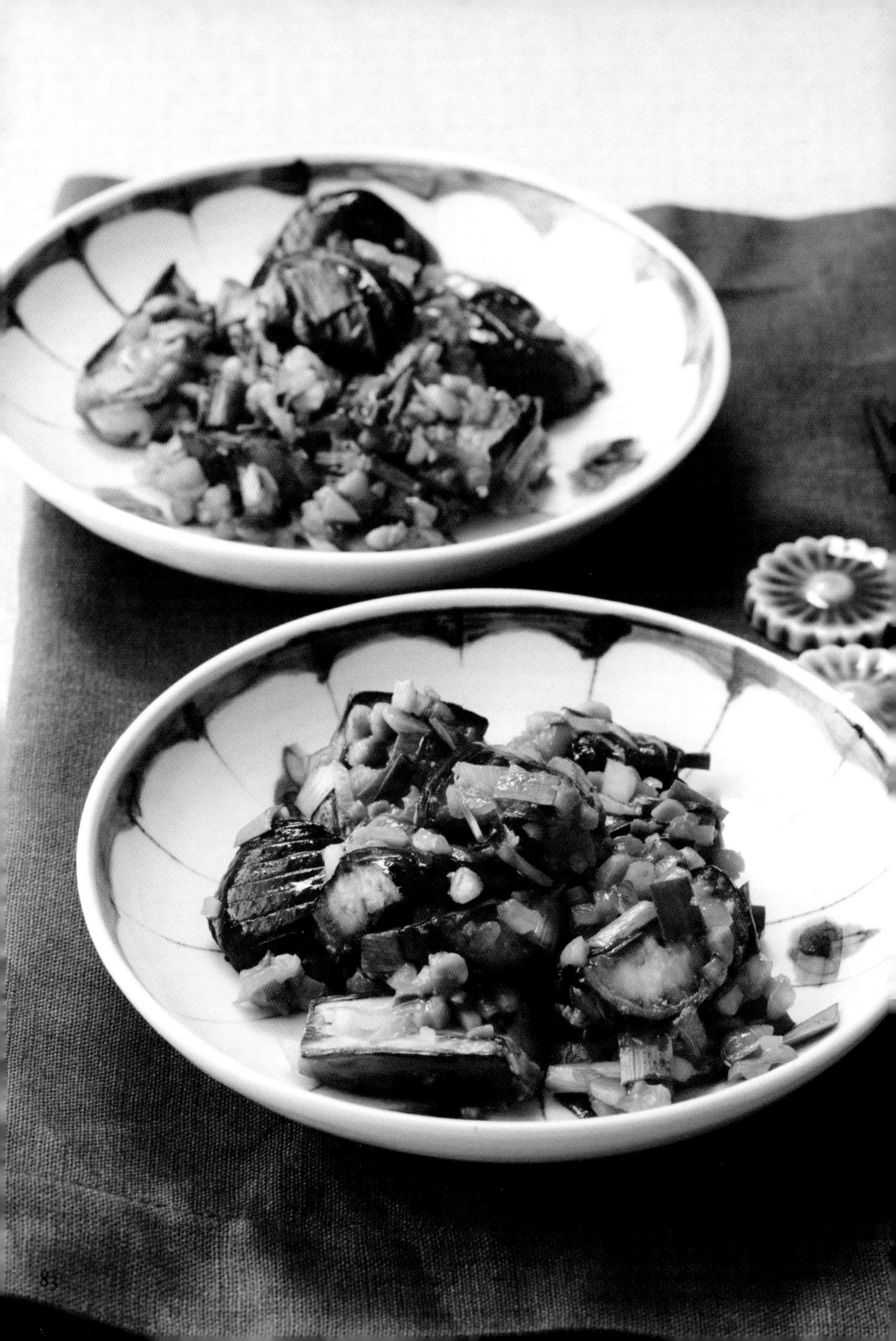

苦みで免疫を高める「ゴーヤつくね」

人間は、苦み、辛み、酸っぱさなどの刺激があると、それを「イヤなもの」と判断して、副交感神経を高めて排泄しようとします。その作用を促すのが「イヤイヤ食品」です。ゴーヤはその代表的な食品です。

ゴーヤつくね

材料（3人分）

ゴーヤ…1/2本

Ⓐ
- 豚挽き肉（赤身）…150g
- 塩…小さじ1/4
- みそ…大さじ1/2
- 甘酒…大さじ1/2（もしくは本みりん）
- 卵…小1個
- 片栗粉…大さじ1
- 黒ゴマ…大さじ1

ゴマ油…小さじ1

❶ゴーヤは縦半分に切ってわたを除き、薄切りにする。

❷ボウルにAの材料を入れ、肉の粘りが出るまでよく混ぜ、肉だねを作る。

❸②に①のゴーヤを加え全体を混ぜる。

❹フライパンにゴマ油を熱し、③のタネを握りながらひと口大にまとめ、弱火で両面をこんがりと焼く。

198kcal
たんぱく質13.2g、食物繊維1.8g

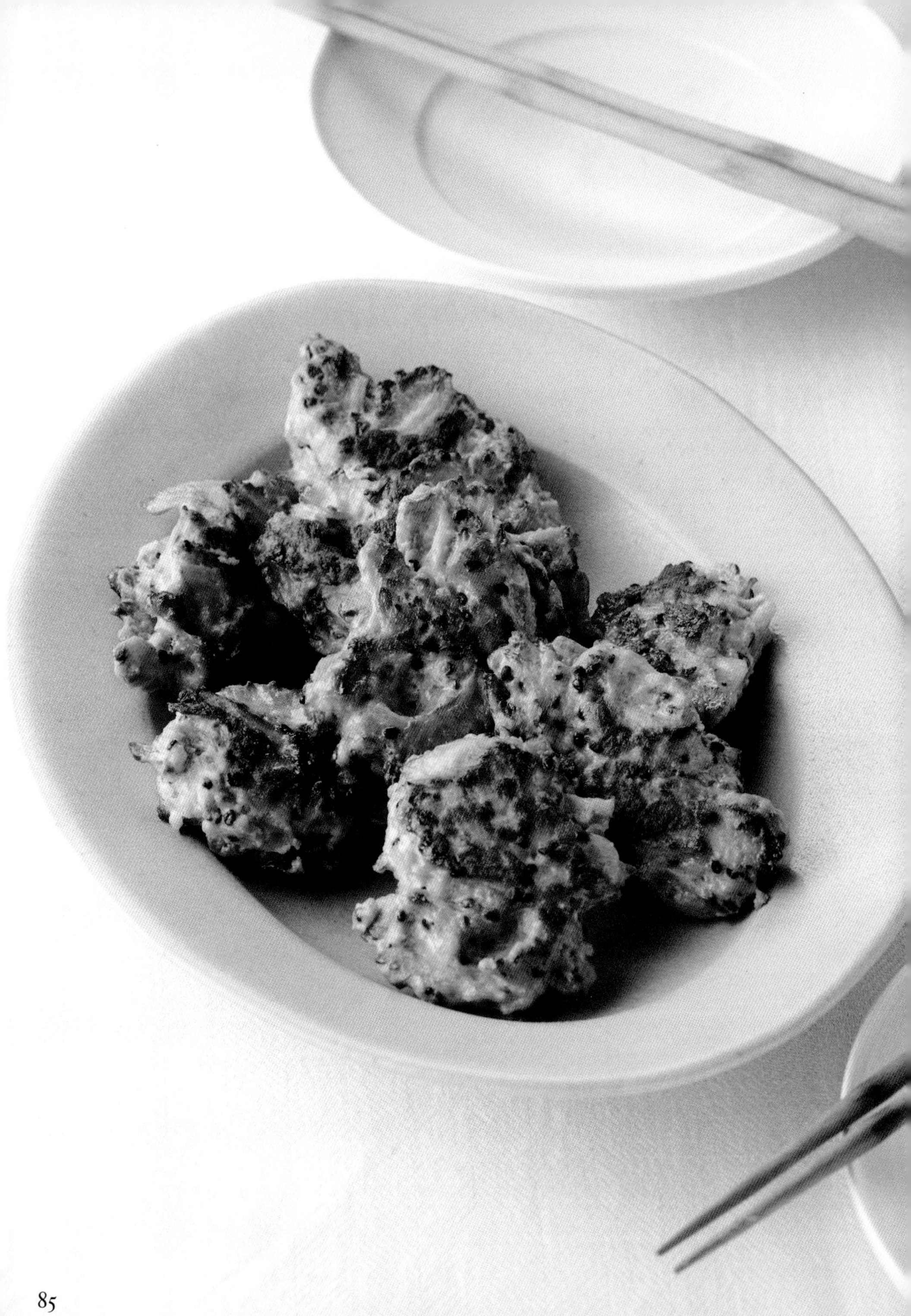

腸から体を温める「エビチリ」

自律神経が乱れると、平熱が 34 ～ 35℃台の低体温になり、免疫力が下がってしまいます。それを避けるには、エビやショウガ、ニンニクなどの体を温める食品を活用するといいでしょう。

家庭風エビチリ

材料（3 人分）

エビ殻付き（中）…8尾くらい（140g）
塩、酒…ごく少々
片栗粉…小さじ1
ゴマ油…小さじ1
豆板醤…小さじ1/2

Ⓐ
ショウガ、ニンニクすり下ろし…各1片分
ネギ粗みじん切り…1/2本

Ⓑ
しょうゆ…小さじ1
甘酒…小さじ1/2（もしくは本みりん）

❶エビは殻をむき、背に浅く切り込みを入れ背ワタを出す。塩、酒、片栗粉をもみ込んでおく。

❷フライパンにゴマ油、豆板醤を入れ火にかけさっと炒め、Aを加えてさらに炒める。

❸ネギがしんなりしたら、水大さじ3（分量外）、Bと①のエビを加え、エビに火が通るまで2～3分炒め煮にする。

59kcal
たんぱく質7.6g、食物繊維0.6g

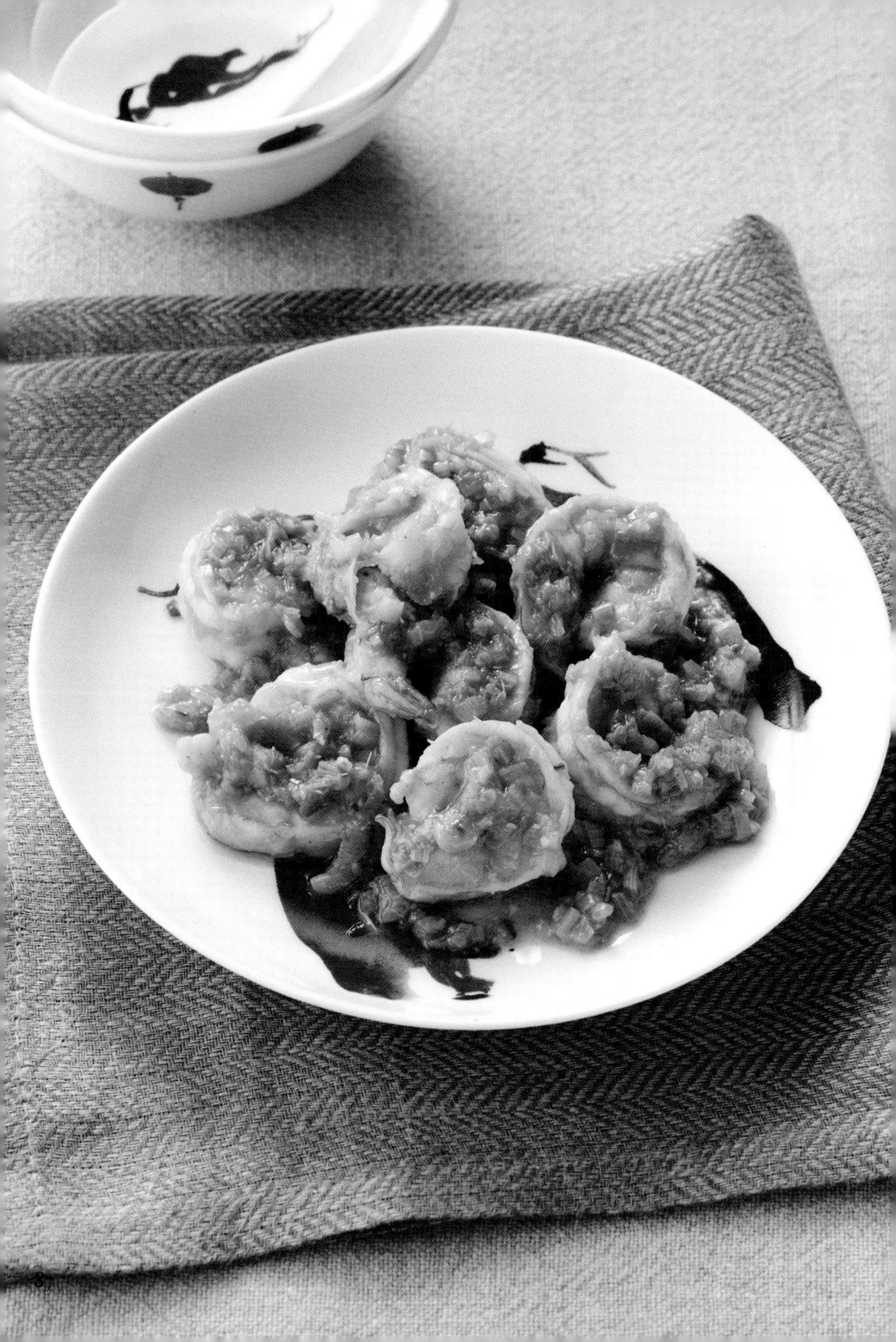

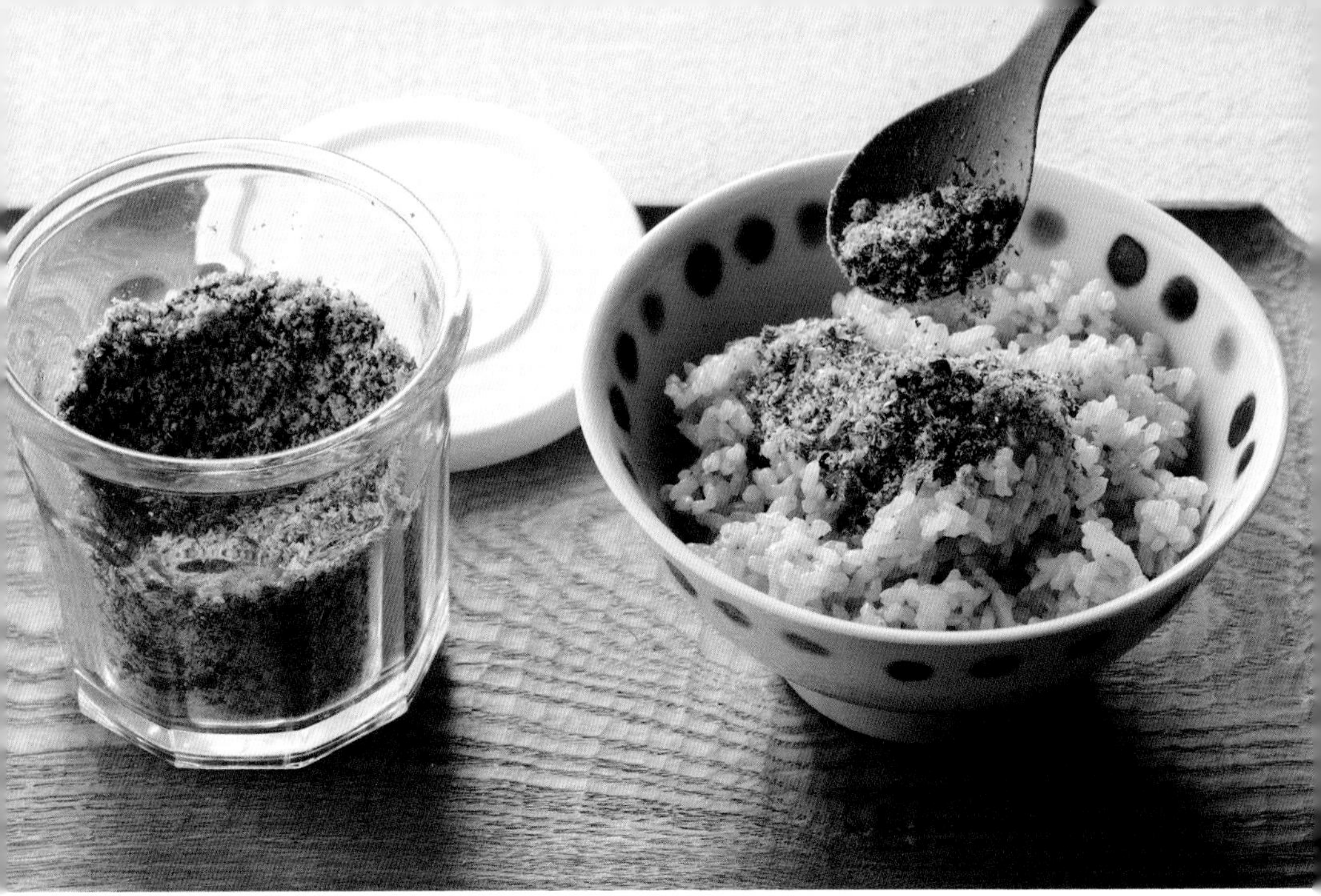

ごはんにかけるだけ！「免疫ふりかけ」

食物全体を丸ごと粉砕して作る「免疫ふりかけ」は、最も手軽に免疫アップに貢献します。主食や具だくさんみそ汁を飲む際にふりかけるといいでしょう。

免疫アップふりかけ

材料（作りやすい分量）

煮干し…15g　乾燥小エビ…15g
煎り白ゴマ…大さじ2　青ノリ…大さじ2
天然塩…小さじ1/2
好みで七味唐辛子…少々

209kcal
たんぱく質23.9g、食物繊維3.9g

❶煮干し、乾燥小エビ、煎り白ゴマをミルサー（フードプロセッサー）に入れ粉砕する。（ミルサー、フードプロセッサーがない場合はすり鉢でする）

❷①に青ノリと天然塩、好みで七味唐辛子を加えよく混ぜる。

❸保存容器に入れ密閉保存する。

第4章

免疫を高める健康法

免疫を高める健康法①爪もみ

ここでは、自分でできる手軽な10の健康法を紹介します。いずれも簡単なものなので、体温が低い人や足の冷えがある人は、ぜひ実行してください。

自律神経を整えて免疫を高める「爪もみ」

爪もみは、自律神経のバランスを整えて免疫力をじゅうぶんに発揮させるために、最も手軽で効果の高い方法です。福田稔医師が考案しました。

福田稔医師は病院で、注射針やレーザーを用いて、手足の爪の生えぎわや、全身の治療点を刺激する「自律神経免疫療法（後、気血免疫療法）を行っていました。

爪もみは、その家庭版といえるもので、病院でも患者さんに指導されていました。病院に通わずに、爪もみを行うだけで病気や不快症状が改善した例は、多数報告されています。

やり方は簡単です。91～92ページを参考にして、毎日続けましょう。

【刺激する場所】

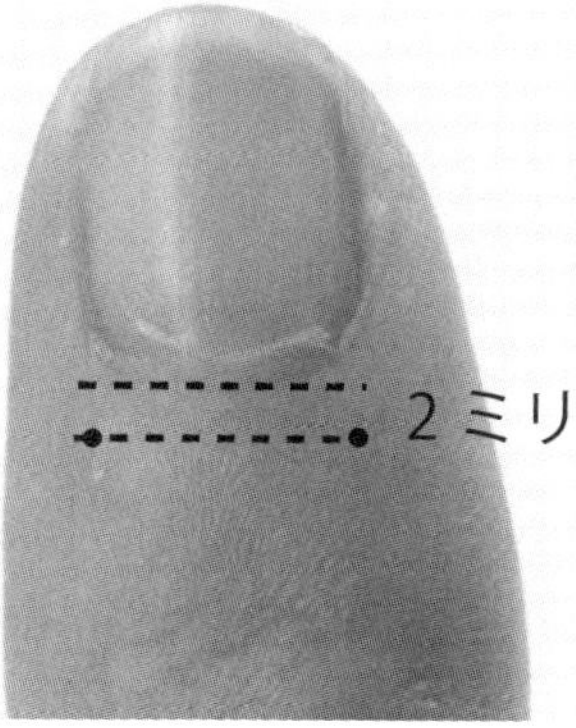

両手の爪の生えぎわから、
2ミリほど下がったところ
を刺激する

【よくある間違い】

✕ 爪そのものをもむ

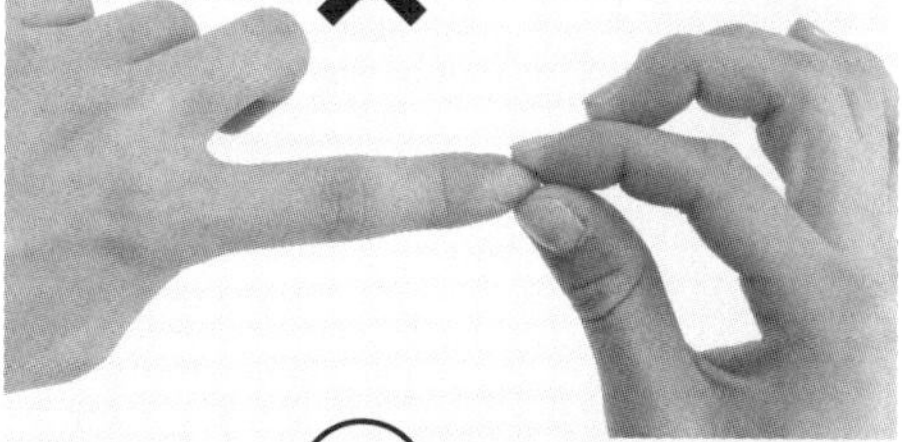

○ 爪の生え際をもむ

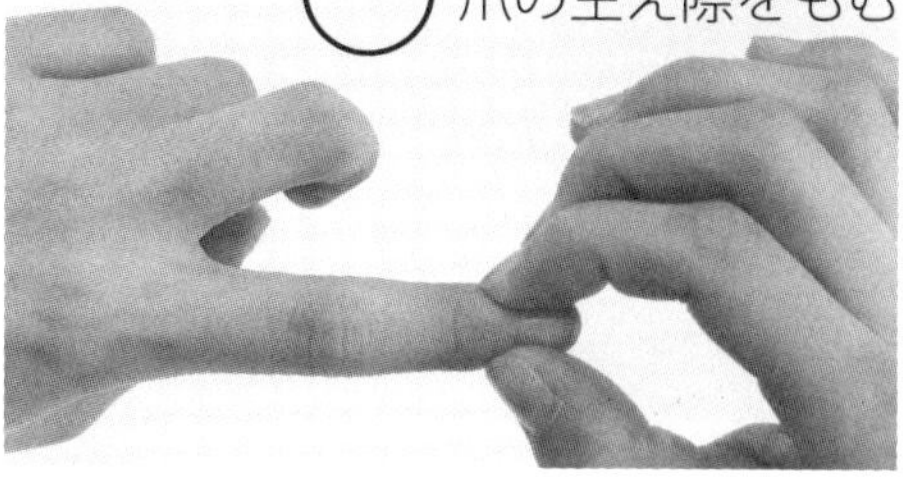

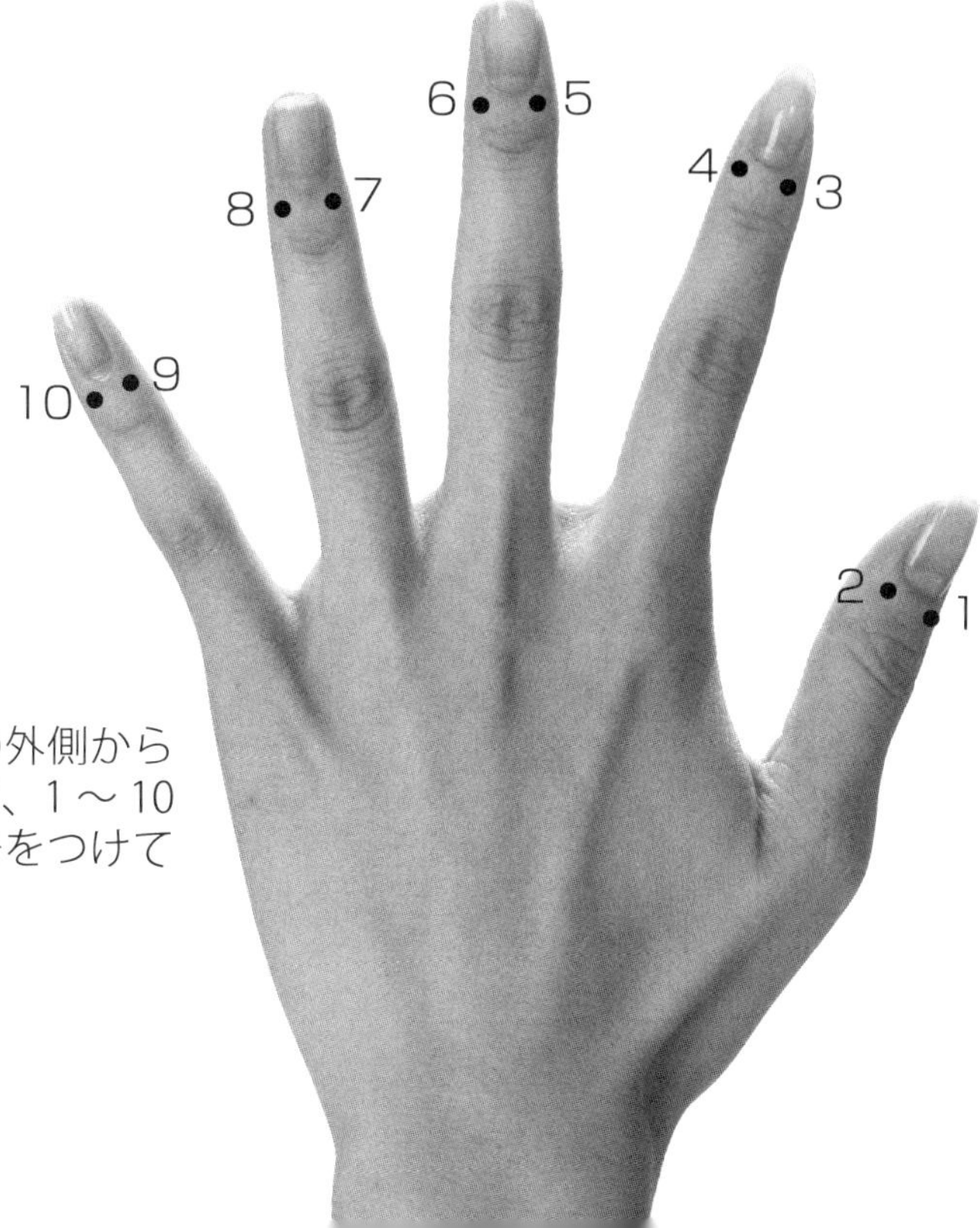

親指の外側から
順番に、1〜10
と番号をつけて
呼ぶ

【刺激のやり方】

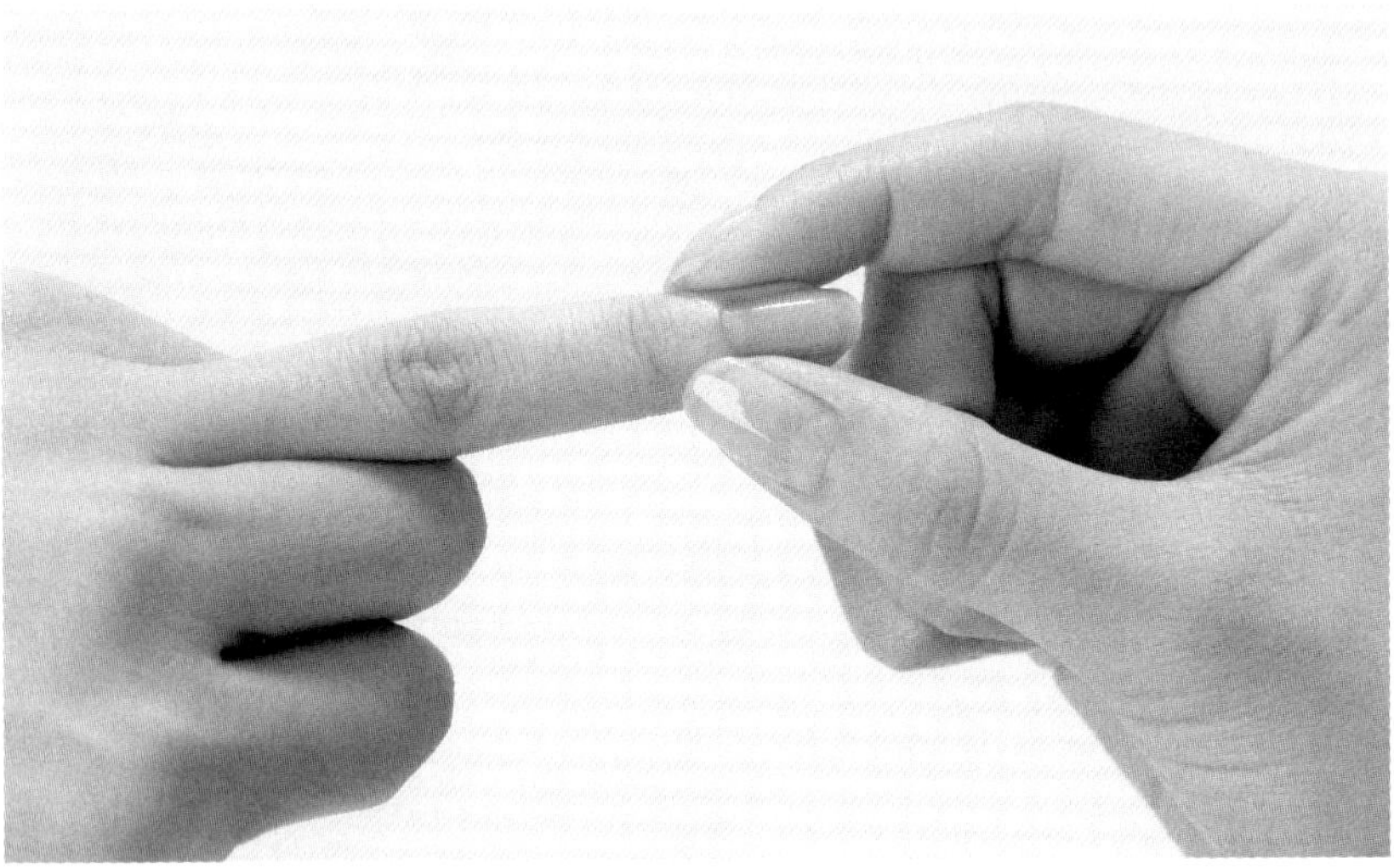

①両手の爪の生え際を、反対側の手の親指と人さし指で両側からつまみ、押しもみする。
（例えば、左手の中指を刺激する場合は、右手の親指と人さし指で、左手の５・６をギュッとはさんで刺激する）

②両手の５本の指を、10秒ずつ刺激する。特に痛い指や、違和感のある指は、20秒ずつ刺激するとよい。

以上、ひととおり刺激しても、全部で２分ほど。１日１～２回、毎日続ける。

特に下半身の症状を改善したい場合には、足の指ももむと効果的。足の爪の生え際を、手の場合と同様に刺激する。

※厳密な位置にこだわらなくても、刺激はじゅうぶんに伝わる。
※ギュッギュッと押しもみしても、ギューッと押し続けてもよい。「ちょっと痛いけど気持ちいい」刺激が目安。

注意する点

爪もみ開始後に、一時的に痛みが出たり、症状が悪化することがありますが、これは病気がよくなる前の生理的な反応です。心配せずに続けましょう。

爪もみは効果の高い健康法ですが、これをやるだけですべてが解決するわけではありません。この本を参考に、ストレスに対処する、規則正しい生活を送る、食生活を改める、適度な運動を行う、体を積極的に温めるなど、免疫力を正常に保つような生活習慣を心がけるようにしましょう。

なお、薬指は交感神経を刺激する指なので、単独で刺激すると免疫力を低下させてしまう可能性があります。薬指だけを刺激することは避けて、必ず、ほかの４本の指といっしょに刺激するようにしましょう。

免疫を高める健康法②つむじ押し

頭のうっ血を改善し全身の血流をよくする「つむじ押し」

「つむじ押し」を考案された福田稔医師は、「患者さんの多くは頭部にうっ血があり、下半身、特に足が冷えている。つむじを起点に足の裏まで磁気針などで刺激すると、全身の血液の流れがよくなって、目がパッチリと開いて充血もその場で解消する」と言っていました。

また、「治療が終わると、患者さんから『お風呂上がりのようなさわやかな気分です』といった言葉が返ってくる」ともいいます。

ここで紹介する「つむじ押し」は、福田稔医師が「つむじ理論」と名づけて実践していた、自律神経免疫療法の家庭版です。自律神経免疫療法と同様、頭部のうっ血を改善し、全身の血流をよくする効果があります。

つむじの探し方

つむじ押しは、つむじと、つむじを起点として後頭部や首に向かって延びる6本のライン（左右にA〜C）を、指で押して刺激する健康法です。6本のライン上で、特に痛みを感じる箇所を見つけて、そこを集中的に押すことが大切です。

つむじを自分の目で確認することはできませんが、指で探すと意外に簡単にわかります。髪の毛のない人でも、つむじを見つけることができるので、心配はいりません。

頭皮を、頭頂部から前後、左右に、指で探っていきます。直径1㎜前後の大きなくぼみが見つかれば、そこがつむじです。人によっては、くぼみが2個、あるいは3個と見つかる場合もあります。その場合、さわっていちばん大きいと感じるくぼみ、あるいはギューッと指で押さえて最も痛みを感じるくぼみを、つむじと考

【つむじ押しのライン】

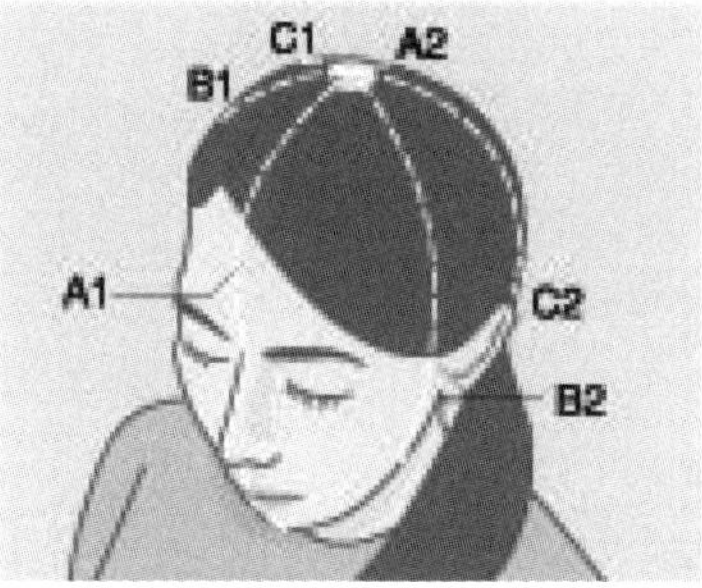

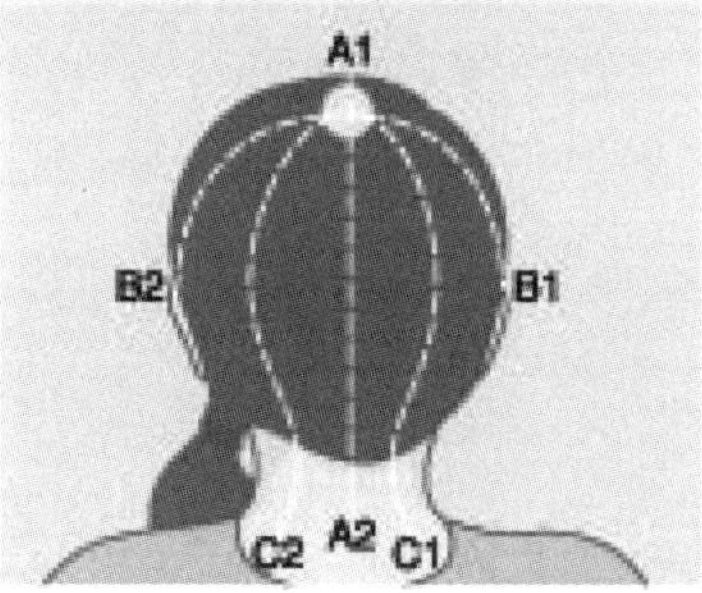

えてください。

つむじ押しのやり方

①95ページの図を参考に、対称となるラインを、両手でつむじ（頭頂部）から下に向かって、少しずつ手をずらしながら押していく。

※左右の人差し指を曲げて、指の第2関節を頭皮に当て、ギュッ、ギュッとリズミカルに押す。

②痛みやコリを感じた箇所は、違和感が薄れるまで刺激をくり返す。側頭部、後頭部、こめかみは血液がたまりやすいので、丁寧に行う。

③以上を、1日3度までを目安に行う。

※脳の血管に障害のある人は、つむじ刺激は控えてください。

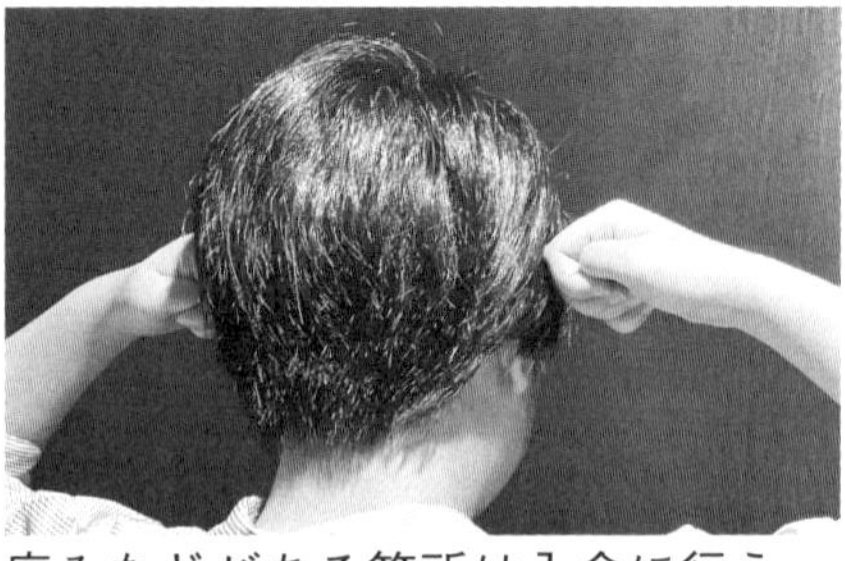

痛みなどがある箇所は入念に行う

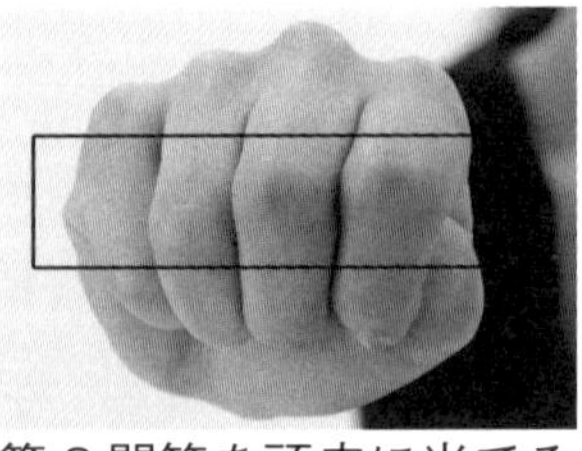

第2関節を頭皮に当てる

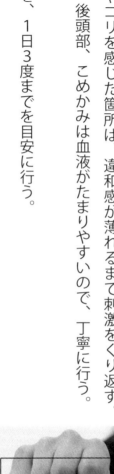

免疫を高める健康法③入浴

副交感神経を優位にする「入浴」

シャワーではなくお風呂に入る

お風呂に入ると体温が上がり、血管が拡張して血液の流れがよくなります。**体温が高く血液の流れがいい状態とは、副交感神経が優位な状態**です。無理をしない範囲で、お風呂にゆったりとつかってください。

シャワーですませる人もいると思いますが、できるだけお風呂に入るようにしてください。普通、若い人ほどリンパ球の数と比率が高く、加齢にしたがってリンパ球の数と割合が減ってきます。

ところが、ある会社で行った血液検査では、20歳代の社員の多くが、50歳代の社員よりリンパ球の数と割合が低かったのです。

リンパ球の数と割合が低かった20歳代の社員のほとんどが、お風呂派ではなくシャワー派でした。50歳代の社員よりリンパ球の数と割合が高かった20歳代の社員はお風呂派でした。いっぽう、50歳代の社員のほとんどは、シャワー派ではなくお風呂派でした。

これだけでは断定はできませんが、**お風呂に入る人のほうが、シャワーですませる人よりリンパ球の数や割合が多い**のではないかと思われます。

のぼせるようでは困りますが、できるだけゆったりと湯ぶねにつかるようにしてください。お湯の温度は、38〜40℃を目安にすればよいと思います。42℃以上のお風呂に長時間入っていると血液の粘度が上がり、血栓（血管の中にできる血液の塊）ができやすくなるというデータがあるので要注意です。無理は禁物ですが、38〜40℃のお湯に、額に汗がにじむ程度の時間つかるようにしましょう。

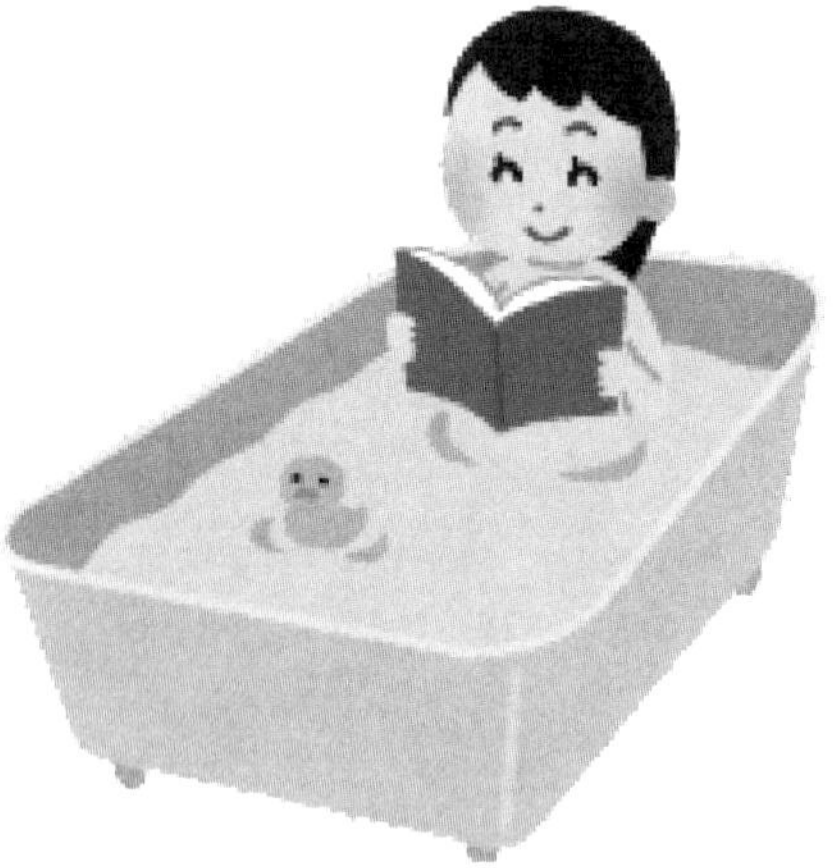

みずおちから下をお湯につける半身浴

冷房によって、夏場でも体は冷えやすくなっています。夏場でも、シャワーではなく、お風呂に入るようにしてください。

全身浴でも、みずおちから下をお湯につける半身浴でもけっこうです。半身浴の場合、慣れていない人は肩が寒いと感じることがあります。肩が寒いと感じる場合は、乾いたタオルを肩にかけるようにしてください。

足湯で全身を温める

入浴ができない場合は、ひざから下、あるいは足首から下だけをお湯につける足湯でもけっこうです。15分も足湯をすると、全身がポカポカと温まってきます。

足湯が難しい場合は、ひじから先、あるいは手首から先をお湯につけるのもいいでしょう。足湯ほどではありませんが、全身が温まってくるはずです。

いうまでもありませんが、普通の水道水よりも温泉水のほうが効果が期待できます。特に、二酸化炭素が多く溶け込んでいる「炭酸泉」は、リンパ球を増やす作用があることが報告されています。

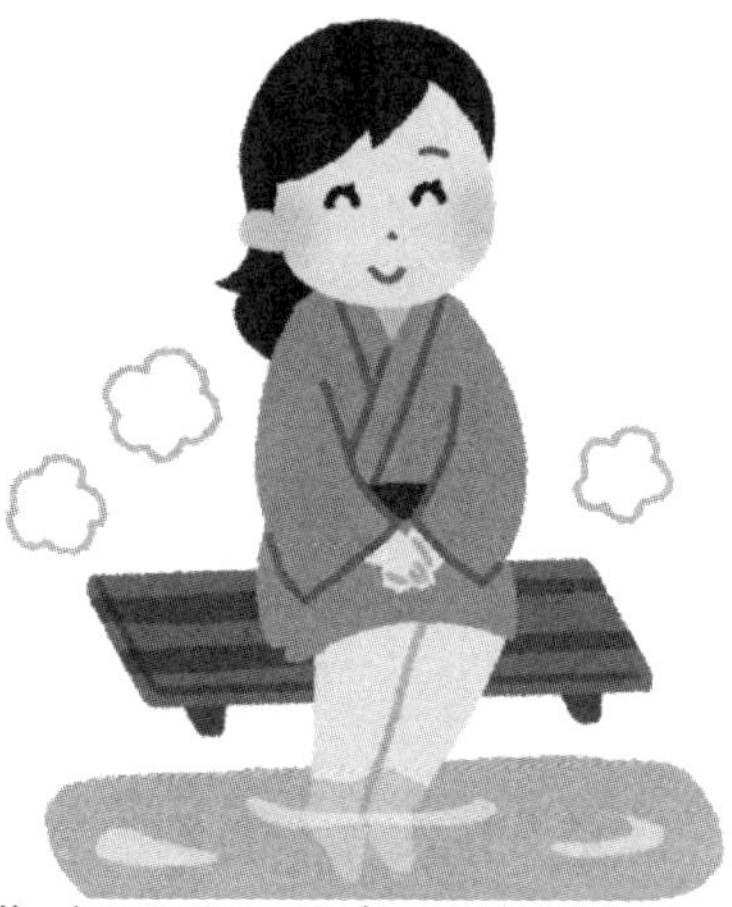
入浴ができない場合は足湯でもよい

家庭では、温泉の成分が入った入浴剤を使うのもいいでしょう。温泉の成分に限らず、気に入った入浴剤があれば、それを使ってください。アロマオイルを垂らしたり、柑橘類の皮を入浴剤代わりに入れたりするのもいいでしょう。

冬場に注意してほしいのは、入浴事故です。体が冷えたまま熱いお湯に入ると、一時的に血圧や心拍数の上昇が起こります。脳や心臓の血管がもろくなっている場合は、脳卒中や心筋梗塞などの病気になることもあります。特に高齢者は、脱衣所にヒーターを持ち込むなどして、急激な温度変化を避けるようにしてください。

昔は高齢者に一番風呂を勧めることがよくありました。しかし、一番風呂は浴室の床が冷たかったりするので、高齢者にはあまりお勧めできません。

また、床が石けんなどで滑りやすいので、滑らないように工夫しましょう。さらに、足腰が弱くなっている高齢者には、浴槽の出入りもつらいものです。浴室の壁に手すりを付けるといった改良も考えてください。

入浴後は体が温まって発汗が続くため、ついつい薄着でいたくなります。しかし、汗が蒸発するときに体から熱が奪われるので、湯ざめに気をつけましょう。高齢者や乳幼児は湯ざめをしやすいので、特に気をつけてください。

また、発汗によって失われた水分を補給することも大切です。

免疫を高める健康法④体を温める

湯たんぽやカイロで体を温める

体が冷たいときは、交感神経が優位になっていると考えられます。交感神経が優位になると、血管が収縮して末梢の血流が悪くなり、特に手足が冷えます。手や足がいつも冷たいという人は、交感神経が優位な状態にあるでしょう。

反対に、副交感神経が優位な状態では、血管が拡張して血流がよくなり、手や足などの末梢の血流がよくなります。ただし、副交感神経が優位な状態の人が運動不足になって筋肉の量が減ると、筋肉の発熱量が減り、低体温になって体が冷えてきます。

起床時に体温を測り、自分の体温を確認してください。36℃台であれば、良好な状態であるといえます。交感神経の緊張が続いていると、35℃台、ときには34℃台の人もいます。

一般的には、年齢が上がるにしたがって基礎体温は下がってきます。基礎代謝が低下して筋肉の発熱量が減ることと、年齢が上がるにしたがって交感神経が優位になって血管が収縮することで、血流が悪くなるのが原因です。

しかし個人差が大きいので、運動をしている人や副交感神経が優位の人は、年齢が上がっても高い基礎体温を維持できるのです。

低体温の人は、先に紹介した爪もみや入浴に加え、以下の「体を温める」方法を実践してください。起床時の体温が、36・5℃に近づくように、自分でできることを行いましょう。

湯たんぽ

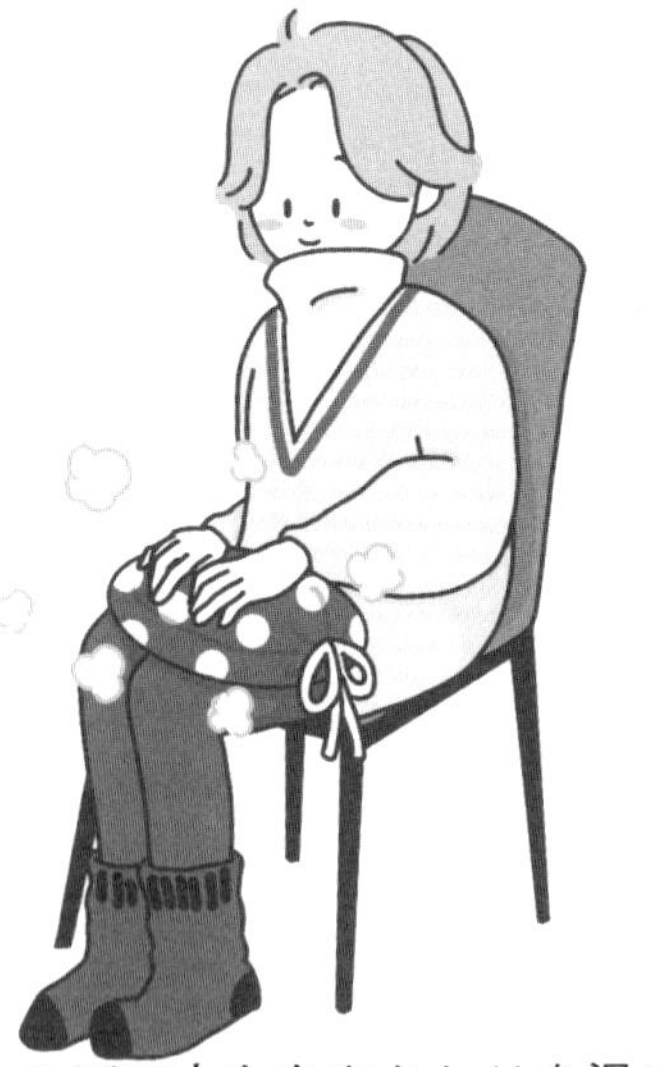

湯たんぽで太ももやおしりを温める

湯たんぽは、熱量が大きく体を温めるのに適しています。冬場だけでなく、体が冷えている人は春や秋にも使ってください。特に冷えが強い人は、夏場も使用してください。また、夜間だけでなく、できれば四六時中使いましょう。効果的なのは、太ももや、お尻などの大きな筋肉を温めることです。

当然のことですが、体温以下に冷めた湯たんぽは反対に体から熱を奪うので、体温以下に冷めたものは使わないようにしてください。また、低温やけどにもじゅうぶんな注意を払ってください。湯たんぽのカバーや、湯たんぽを包むタオルなどにも配慮して、低温やけどを起こさないようにしてください。

職場で湯たんぽは使いづらいという人は、ペットボトルで代用することもできます。ただし、入れるお湯は１００℃よりも低くしてください。ペットボトルの材質にもよりますが、念のために90℃以下にするとよいでしょう。また、タオルにくるむなどして、やけどにも注意してください。冷めてきたら、お湯を取り替えましょう。

いすに座り、ペットボトルをひざの上に置いて太ももを温めたり、腰からお尻にかけて温めたり、床に置いたペットボトルに足の裏を乗せて、足の裏を温めたりしてください。

カイロ

湯たんぽは仕事中や外出先では使いにくいので、カイロを使うとよいでしょう。環境のことを考えると、できれば使い捨てのものではなく、ハクキンカイロのようにくり返して使えるものがお勧めです。男性なら、ズボンの腰の両サイドにあるポケットと、後ろにあるポケットの合計４箇所を、数十分ずつ順番に回し入れて使用してください。

蒸気が出る温熱シートも市販されているので、それもお勧めです。

ドライヤー

特に体が冷えていると感じる人は、ドライヤーで足の裏などを温めるのも効果的です。ただし、やけどにはじゅうぶん注意してください。

クッキングペーパー

体の冷えを感じる人にお勧めなのが、クッキングペーパーです。おなかや腰、太もも、二の腕に直接巻いてください。服で隠れるので、気にはならないはずです。汗をかいても、クッキングペーパーなので、汗を吸い取ってくれます。

防寒

外出の際にはいままでよりも1枚重ね着するなどして、冷えに注意してください。手袋や帽子、マフラーなども冷えを防ぎます。下着も、冬場でなくても長いズボンや長袖にするなどして、素材も厚手のものや熱を逃がしにくいものにしたり、靴下を何枚か重ねて履いたりするのもいいでしょう。腹巻きも冷えを防ぎます。

特に下半身が冷えないように注意してください。

免疫を高める健康法⑤深い呼吸

副交感神経を優位にする呼吸法

「息を吐くこと」を意識する

交感神経が優位な状態では、呼吸は浅く速くなります。逆に、副交感神経が優位な状態では、呼吸はゆっくりと深くなります。**意識して、ゆっくりと深い呼吸を行うことで、副交感神経を優位にできる**のです。呼吸をコントロールすることで、自律神経のバランスを整えることができるというわけです。その呼吸のコントロールを取り入れている健康法や精神修養法が、ヨガ、太極拳、気功、座禅などです。

身近に血圧計があれば、まず血圧を測ってみてください。その後、5分程度ゆっくりと深呼吸をくり返しましょう。そして、息を吐くことを意識しながら、深い呼吸を行ってください。細くゆっくりと息を吐いていきましょう。

鼻から息を吐いても、口をすぼめた状態でゆっくりと口から息を吐いてもかまいません。息を吸うときは、口からではなく必ず鼻からにしてください。鼻から息を吸うことで、ホコリなどが体内に侵入するのを防ぐことができます。

こうして2~3分、深呼吸を行ってから、再度、血圧を測ってみてください。絶対とはいえませんが、ほぼ確実に、血圧が下がっているでしょう。深呼吸によって副交感神経が優位になり、血管が拡張して血液の流れがよくなり、血管への圧力(血圧)が下がるのです。

鍼灸治療で自律神経のバランスを調整する際に、副交感神経を優位にしたい場合は、患者さんが息を吐いているときに鍼の刺激を行うと効果が高まるというデータがあります。先に紹介した爪もみも、息を吐いているときにギュッと押しもみしたほうが効果が高まると考え、患者さんに指導している医師や鍼灸師もいます。

横隔膜を動かす「腹式呼吸」が効果的

健康法として、さまざまな呼吸法がありますが、すべてといっていいほど、「息を吐く」ことが主眼となっています。**「息を深くゆっくりと吐く」やり方であれば、どのような呼吸法でもけっこうです。**

ゆっくりと息を吐くことに注意して、肺の空気を送り出してやればいいのです。じゅうぶんに吐ききったら、吸うことに意識をしなくても、自然に空気が入ってきます。仕事の合間にもできますし、寝る前などに行っても効果的です。

腹式呼吸では横隔膜（胸と腹の境にある筋肉でできた膜）の運動範囲が広がり、取り入れる空気量が胸式呼吸の約３～５倍になるといわれています。

また腹式呼吸は、胸式呼吸に比べて、精神安定、血圧上昇抑制、脳の活性化などの効果が高いともいわれています。腹筋も鍛えられるので、腰痛予防にも役立ちます。

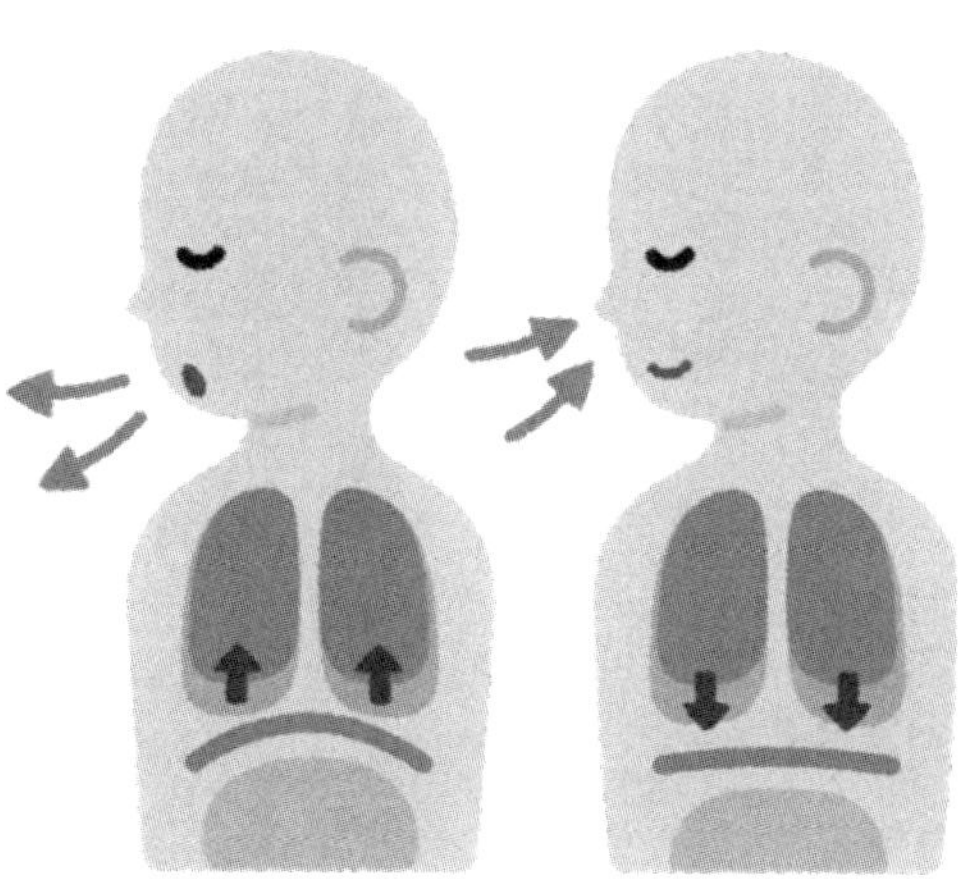
横隔膜を動かして細く長く息を吐く

横隔膜を動かす腹式呼吸は、体がちぢこまった状態ではできません。パソコンの前で体を丸めて前屈みの姿勢で仕事をしている人は、昼食の時間や休憩の時間に、横隔膜を動かす深呼吸をしてみましょう。イスに座った状態で姿勢をよくして行うこともできます。また、通勤電車の中でも行えます。

おやすみ前に、ふとんの中で行うのも効果的です。あおむけになって腹式呼吸を行うと、自律神経のバランスが副交感神経優位になり、いつのまにか眠っているでしょう。

吸う時間よりも吐く時間を長くする

以前、ＮＨＫの『ためしてガッテン』という番組で、「呼吸法！ホントの健康パワー」と題して腹式呼吸の健康効果の検証が放送されました。

内容を簡単に紹介しましょう。

ヨガや座禅などの伝統的な呼吸法の場合、息を吸っている時間より吐いている時間のほうが長かったそうです。

息を吸うときと吐くときでは、自律神経のスイッチが切り替わります。

・吸う↓交感神経
・吐く↓副交感神経（リラックス）

伝統的な呼吸法は、意識的に息を吐く時間を長くすることで副交感神経優位の時間を長くし、リラックス効果を高めているると考えられるということでした。

「目安として、吸う時間を1とすれば、吐く時間が2になるように呼吸をしてください」というのが腹式呼吸のポイントだそうです（番組では吸う時間と吐く時間の目安を1対2

としていますが、1対3のように吐く時間をさらに長くしてもけっこうです)。

腹式呼吸を行うと、以下のような効果が期待できます。

・よく眠れる
・ストレス緩和
・冷えの改善

呼吸法による直接的な効果はないが、ストレス緩和効果によって、間接的に効果があるかもしれないというのが、以下の二つです。

・カゼの予防
・美肌効果

また、生活習慣病の予防については、「期待できるがさらに研究が必要」という結論でした。

免疫を高める健康法⑥笑い

生活に笑いが少ない人は要注意

笑うだけで副交感神経が優位になる

笑うことは、副交感神経を優位にします。笑うだけでいいので、いちばん簡単な健康法といえます。

ところが、交感神経の緊張状態が続くと、なかなか笑えません。なかには、「ここ1カ月くらい、全く笑ったことがない」という人もいるでしょう。人間関係で悩んでいる人や、働きすぎの人は、なかなか笑う余裕がありません。

「笑い」は、簡単に副交感神経を優位にする方法でもありますが、自律神経のバランスが乱れているかどうかの指標にもなります。自分自身の生活を振り返って、「笑い」が少ないと感じる人は要注意です。交感神経の緊張状態が続いているのではないでしょうか。自分だけでなく、家族の「笑い」も振り返ってみてください。

「ガンやパーキンソン病などの難病の患者さんはなかなか笑いませんね。特にパーキンソン病の人はそうですね」と自律神経免疫療法を行う医師たちはいいます。

「治療を続けているうちに、まったく笑わなかった患者さんが、ニッコリと笑うようになってくる。するとよくなっていくんだ」と福田稔医師はおっしゃっていました。福田稔医師は、患者さんの治療前の顔と、治療後の顔を写真に撮って比較していたそうです。

膠原病が「笑い」で治った

アメリカのジャーナリストだったノーマン・カズンズ氏は、自分の膠原病を、喜劇やコメディなど、面白いものを見て笑って治しました。

１９７６年に、その経過をアメリカの医学誌『ニューイングランド・ジャーナル・オブ・メディスン』に投稿しました。

１９７９年にはカリフォルニア医科大学の教授になり、笑いの効用を研究するチームを作りました。これらのことは世界的な話題となり、「笑い」に関する研究が行われるようになったのです。

ノーマン・カズンズ氏は、１９４９年に広島を訪れ、『４年後のヒロシマ』というルポルタージュを発表。これをきっかけに、原爆で家族をなくした４００名を超える子どもたちを支援しました。

また、原爆によってケロイドを負った若い女性25名が、アメリカのマウントサイナイ病院で治療を受けることにも力を尽くしました。これらの功績で、１９６４年、広島市特別名誉市民の称号を受けています。

「笑い」で病気が改善

「笑い」が病気の症状を軽減することは、データによって証明されています。

喜劇、落語など、笑えるものならなんでもよいでしょう。映画やテレビを見たりして、大いに笑ってください。

村上和雄（筑波大学名誉教授）先生の報告をご紹介しましょう。

吉本興業の協力で、60歳以上の男女22名を対象に、漫才を聞く前と後で採血し、遺伝子を比較したそうです。

その結果、血液の酸素を運ぶ量が増加し全身の細胞に行き渡るという遺伝子、たんぱく質の合成が盛んに行われて細胞の新陳代謝を促す遺伝子など、64の遺伝子のスイッチがオンになり、健康によい効果を生み出していたとわかったそうです。

リウマチの痛みが軽減するという、日本医科大学の吉野槙一教授の報告もあります。女性のリウマチ患者さん26人に、林家木久蔵師匠の落語を聞いてもらったそうです。その前後で採血し、痛みの程度、インターロイキン6やコルチゾールの変化を調べました。インターロイキン6とは、炎症が進行すると数値が高くなるサイトカイン（細胞間の情報伝達を担う物質）です。

コルチゾールとは、副腎皮質から分泌されるステロイドホルモンです。コルチゾールは、ストレスの指標とされる物質で、精神が緊張状態にあると数値が高くなります。また、比較のため、健康な女性37人にも参加してもらったそうです。

すると、1時間笑っただけで、リウマチ患者さんの痛みが軽減したそうです。リウマチ患者さんのインターロイキン6の数値は、約3分の1に下がり、コルチゾールの数値もほとんどの人が低下。

健康な人は、インターロイキン6もコルチゾールも最初から正常値で、ほとんど変化がなかったそうです。

「笑い」によって、ガンを撃退する、NK細胞の活性が高まったという伊丹仁朗医師のデータもあります。

男女19人のボランティアを集め、漫才や漫談で3時間笑った後、NK細胞の活性の変化を調べたそうです。活性が低かった人はすべて正常域になり、もともと正常域の人もさらに活性が高まったそうです。笑いには、短時間でNK細胞を活性化させる効果があることがわかったのです。

また、「笑い」によって分泌されるβエンドルフィンというホルモンは、痛みをやわらげる働きがあり、その効果は麻酔に使われるモルヒネの数倍だといわれています。鎮痛剤を手放せないほどの病気の人でさえ、落語やバラエティ番組などを見て1時間ほど笑った後には、全身の痛みがやわらいで楽になったという報告もあります。

「笑い」はスポーツ？

笑って表情筋を刺激することで、加齢による表情筋の衰えを防ぐことができます。「笑いジワ」を気にすることなく、おおいに笑って表情筋の衰えを防いでください。

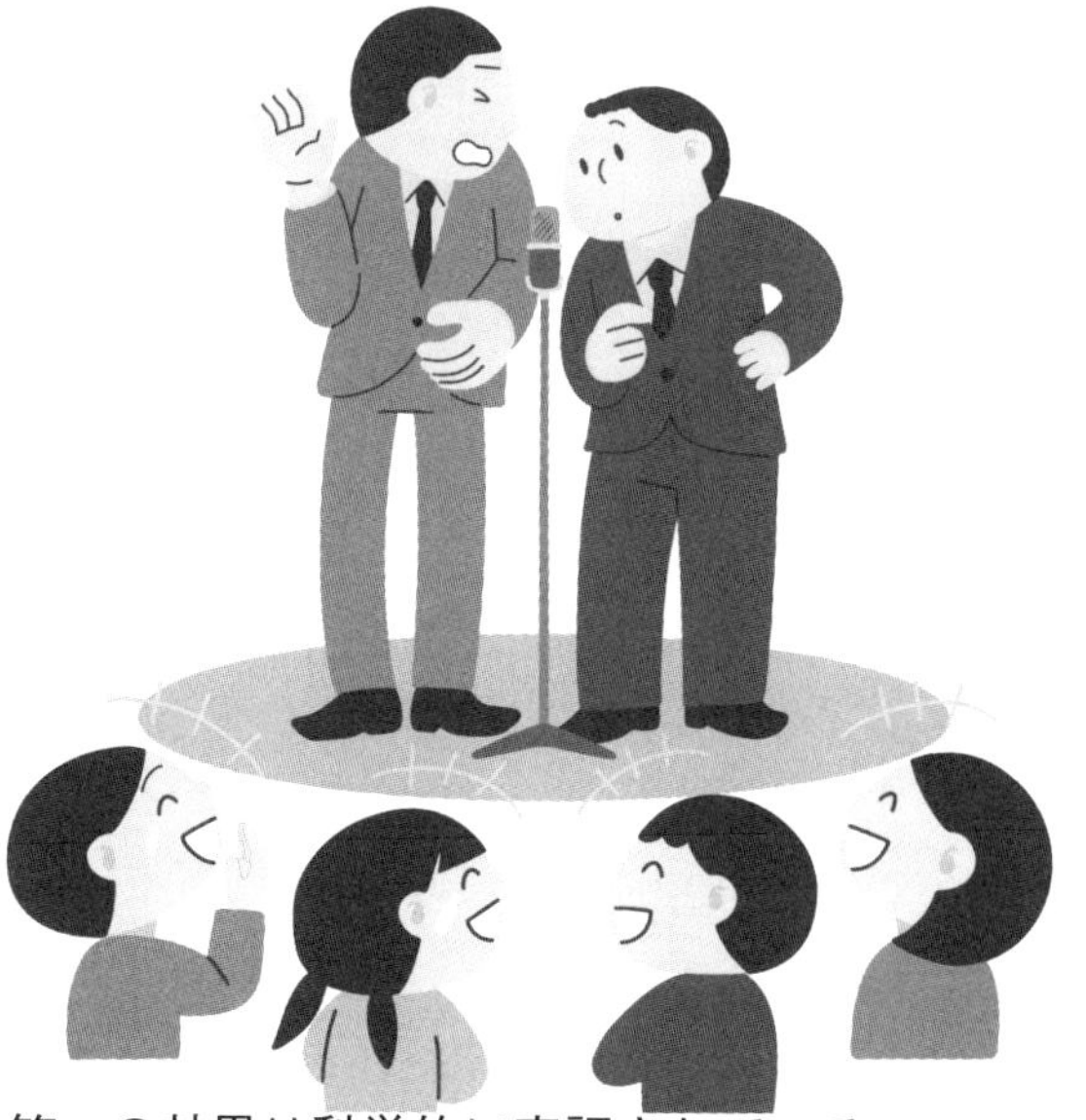

笑いの効果は科学的に実証されている

「笑い」によるエネルギーの消費は、３分半で約11キロカロリーだそうです。同じ３分半で、水泳では約18キロカロリー、早足のウォーキングでは約17キロカロリーだそうです。

さらに、笑っている本人だけでなく、つられて笑う「笑いの輪」も広がっていきます。ニッコリほほえまれると、それだけで気分もよくなります。

免疫を高める健康法⑦森林浴

森林浴で自律神経が整う

リンパ球の比率が理想の値に近づいた

古くからヨーロッパでは、森林の健康に及ぼす効果が着目されてきました。ドイツには、青年時代にかかった結核を自分で治した、カトリック司祭・クナイプが提唱した「クナイプ療法」という自然療法があり、治療の柱の一つとして、森林セラピーが取り入れられています。

ドイツ国内には64箇所の保養地があり、これらに医師が調査・設計を行った森林散策コースがあります。保養地内にある保養宿泊施設のすべてに、医師が往診・常勤できるシステムになっており、社会健康保険が適用されています。

日本でも、森林浴の効果が紹介されています。

本間請子医師の報告を紹介しましょう。

２００4年の夏、首都圏に住む10代から70代のボランティア61人に、長野県で１泊２日の森林浴ウォーキングに参加してもらいました。その前後に白血球中のリンパ球と顆粒球の比率、血圧、脈拍などを測定しました。

森林浴ウォーキング前にリンパ球の比率が低かった群（34例）は30・６％から、森林浴ウォーキング後には34・５％と上昇しました。森林浴ウォーキング前にリンパ球の比率が高かった群（27例）は、37・６％から、森林浴ウォーキング後には33・６％と低下しています。

リンパ球の比率が低かった群はリンパ球の比率が高まり、リンパ球の比率が高かった群はリンパ球の比率が低下し、バランスのよい状態に近づいています。

森林浴には、自律神経のバランスを整える効果があるといえます（「福田―安保理論」では、最もバランスのよい状態はリンパ球の比率が35～41％と考えています）。加えて、収縮期の血圧（最高血圧）は、有意に（統計的に偶然ではないこと）低下しました。

また、アンケートでは61人中60人が「とても気分がよい」「楽しい」と回答したということです。

ガンを撃退するＮＫ細胞の活性を高め数も増やす

２００５年に、日本医科大学の李卿講師は、ガンを撃退するＮＫ細胞の活性が高まったことを報告しています。

ストレス状態にある東京都内の会社員の男性12名（37～55歳）に、長野県で３日間の森林浴を行ってもらいました。森林浴の前後にＮＫ細胞の活性を調べたところ、ＮＫ細胞の活性が増強されていたそうです。

独立行政法人森林総合研究所生理活性チーム長の宮崎良文氏（現・千葉大学名誉教授）は、森林部と都市部それぞれに滞在した際の生理的状態の測定を行っています。

男子大学生12名を６名ずつの２班に分け、１日目は長野県などの森林部、２日目は都市部というように、班を入れ替えて唾液や血液などのデータを採りました。

以下の二つが、実験からわかったことです。

・森林部において、リラックスしたときに高まる副交感神経が亢進し、ストレス時に高まる交感神経が抑制される。
・森林部において、代表的なストレスホルモンである唾液中のコルチゾールの濃度が低下した。

　また、独立行政法人森林総合研究所と日本医科大学の共同研究で、東京都内の大学付属病院に勤める健常な女性看護師13名の協力を得て、長野県で２泊３日の森林浴を行いました。

　その結果、以下のことが判明しました。

・森林浴1日目と2日目ならびに7日後に、いずれも森林浴前より有意に高いNK活性を示した。森林浴がNK活性を上昇させ、持続効果があった。
・森林浴1日目と2日目ならびに7日後に、いずれも森林浴前より有意に高いNK細胞数を示した。森林浴はNK細胞数を増加させ、持続効果があった。
・森林浴による**NK**活性増加の機序（しくみ）を検討するために、NK細胞内のグラニュライシン、パーフォリン、グランザイム（いずれもNK細胞が、ガン細胞などを殺傷するときに放出するたんぱく質）のレベルを測定したところ、森林浴1日目と2日目ならびに

7日後に、いずれも森林浴前より有意に高いレベルを示した。リンパ球内抗ガンたんぱく質を増加させ、持続効果があった。

・尿中アドレナリンとノルアドレナリンの濃度が減少。一般的に副交感神経が優位の状態（いわゆるリラックス状態）では、尿中のアドレナリンとノルアドレナリン濃度が減少するといわれている。森林浴によるリラックス効果を実証したといえる。

がんばりすぎは禁物

ここで紹介した報告は、あまり運動量が多くならないように、歩行距離を設定しています。慣れない人がハードなコースを歩くと、かえってＮＫ細胞の減少を招くこともあります。疲れない程度に、沢のせせらぎや鳥のさえずりを聞きながら、のんびりと歩くのがお勧めです。

山の天候は変わりやすいので、出かけるときに晴れていても雨具は必ず持参しましょう。転倒やけがを防ぐためにも、手提げではなく、両手が使えるように荷物はリュックに入れてください。紫外線対策やけがを防ぐために、帽子も忘れずに用意しましょう。水分はこまめな補充を心がけてほしいと思います。

東京近郊では、高尾山（八王子市）、御岳山（青梅市）、埼玉県県民の森（秩父郡横瀬町）、館山野鳥の森（館山市）、真鶴岬（足柄下郡真鶴町）などが、日本の森・滝・渚全国協議会が選んだ「森林浴の森１００選」に入っています。大阪近郊では、箕面公園（箕面市）、布引と再度山（神戸市）、大江山の森（加佐郡大江町）などが選ばれています。

ただし、都市部に住んでいる人は、週末ごとに近郊の山に出かけていくのはたいへんです。緑が多い公園で、樹木に接するだけでも効果は得られます。通勤時や昼休みなどに、近隣の公園を活用してみてはいかがでしょうか。明治神宮の森（東京都渋谷区）も、「森林浴の森１００選」に選ばれています。

https://mori-taki-nagisa.jp/

免疫を高める健康法⑧あいうべ体操

口呼吸を鼻呼吸に変える口の体操・あいうべ

口で呼吸するのは体に悪い

コロナ禍のマスク生活のために、口で呼吸（口呼吸）をしている人はふえています。しかし、これは異常な事態。そもそも哺乳動物のなかで、口で呼吸しているのは人間だけです。これは、言語を獲得したために、口でも呼吸できるようになったといわれています。ところが、その便利さと引き換えに、口で呼吸することはさまざまな健康被害をもたらしました。この口呼吸を鼻呼吸に変えるために役立つのが「あいうべ体操」です。

これは、みらいクリニックの今井一彰院長が考案された体操です。口のまわりの筋肉や、舌の筋肉を鍛えることで、口を閉じて、鼻で呼吸をしやすくします。

とはいっても、「私は口呼吸はしていない」と思われる人は多いでしょう。そこでまず、左ページの「口呼吸チェックリスト」を行ってみてください。

いかがでしょうか。このリストに一つでも当てはまる項目があれば、口呼吸をしている可能性があり、数が多いほどその可能性は高まります。ですから、ほとんどの人が当てては

口呼吸チェックリスト

以下で当てはまる項目にチェックを入れましょう

□1　いつも口を開けている

□2　口を閉じると、あごに梅干しのようなふくらみ・シワができる

□3　食べるときにクチャクチャ音を立てる

□4　歯のかみ合わせが悪い

□5　口臭が強い

□6　くちびるがよく乾く

□7　起床したときに、のどがヒリヒリする

□8　イビキや歯ぎしりがある（といわれる）

□9　タバコを吸っている

□10　激しいスポーツをしている

※1つでも当てはまれば、口呼吸をしている可能性がある。

数が多いほど、その可能性は高まる。

口呼吸で起こる可能性のある病気リスト

□**歯や口の病気**

歯周病、虫歯、ドライマウス、口臭、口内炎、口唇ヘルペス、顎関節症など

□**消化器の病気**

胃炎、便秘、下痢、過敏性腸症候群、潰瘍性大腸炎、クローン病など

□**精神の病気**

うつ病、うつ症状、パニック障害、全身倦怠感など

□**呼吸器の病気**

カゼ、インフルエンザ、肺炎（誤嚥性肺炎）、気管支炎、上咽頭炎、蓄膿症（慢性副鼻腔炎）など

□**アレルギー**

アトピー性皮膚炎、ぜんそく、花粉症、鼻炎、鼻づまり
など

□**膠原病**

関節リウマチ、エリテマトーデス、筋炎、シェーグレン症候群など

□**その他の病気**

高血圧、腎臓病、睡眠時無呼吸症候群、イビキ、尋常性乾癬、掌蹠膿疱症、頭痛、肩こり、腰痛、パーキンソン病、化学物質過敏症など

まったのではないでしょうか。

実は、病気の７割に口呼吸が関係しているという考え方もあります。この口呼吸を、鼻呼吸に変えることで、表に挙げた病気に対する効果が期待できます。

舌の筋肉を鍛える体操

そこでお勧めするのが、「あいうべ体操」です。

舌先が上あごについている正常な舌の位置から、舌の位置が低下して、口を閉じた状態で舌先が歯の裏に当たっている状態になると、病気を発症しやすくなります。その位置を是正していくと、薬を使わなくても、さまざまな病気が改善していきます。

今井一彰医師は、その是正の方法を簡単な四つの文字に置き換えて、患者さんたちに指導を始めました。それが「あいうべ体操」です（やり方は１２６ページ参照）。

あいうべ体操は、簡単にいうと、口呼吸を鼻呼吸に変えていく体操です。そのために一番重要なことは、舌筋を鍛えることです。私たちは、舌の位置が下がってしまいがちで、そのために口が開きやすくなっています。そこで、最後の「べ〜」を力強く押し出すことにより、舌筋を鍛え、口を閉じることが容易になります。

あいうべ体操のやり方

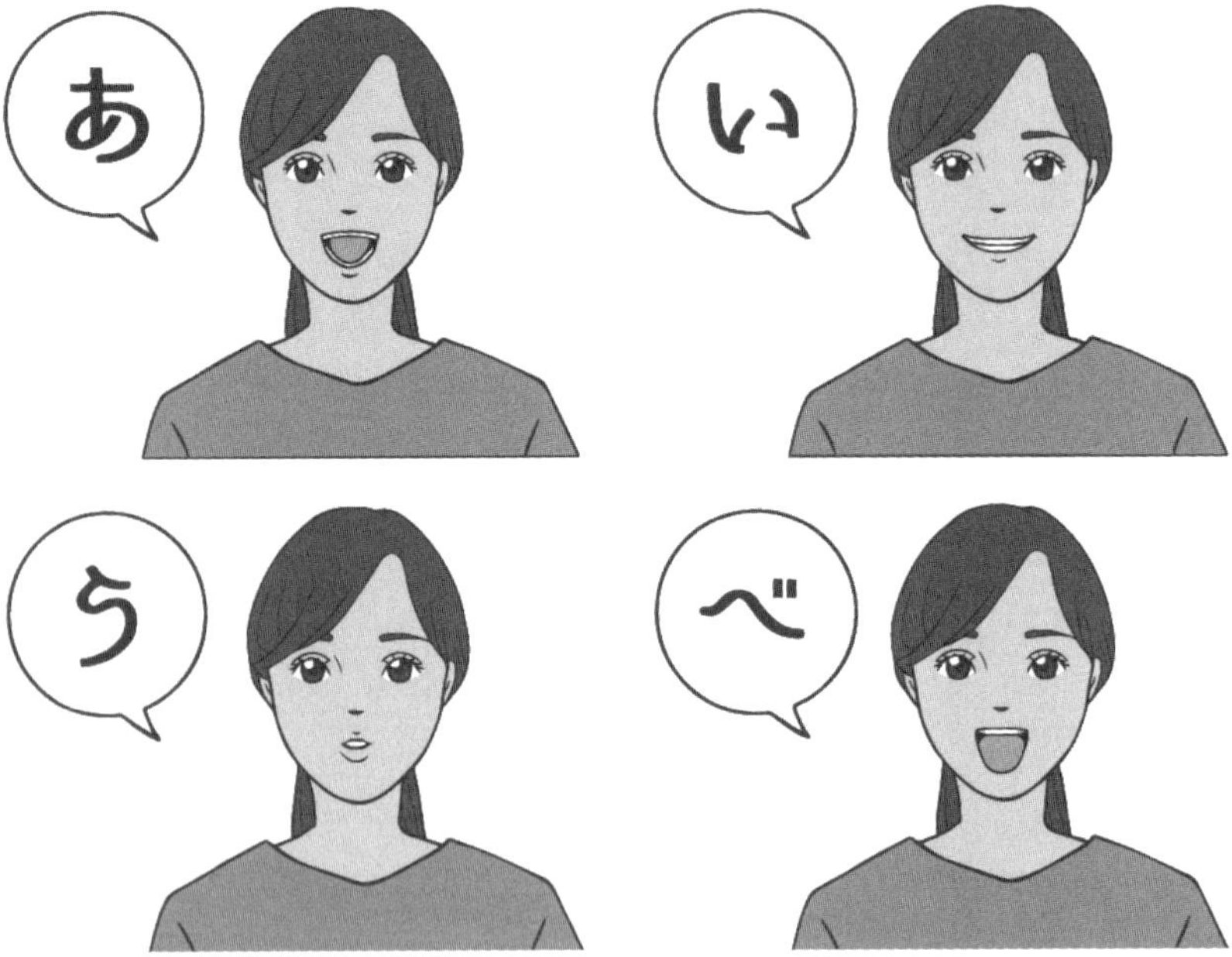

あ　「あ～」と大きく口を開く

い　「い～」と口を大きく横に広げる

う　「う～」と口を強く前に突き出す

べ　「べ～」と舌を下に突き出す

※1日30セットを目安に継続して行う
※声は出しても出さなくてもよい
※1日に30セットを目安に毎日継続し、徐々に回数を増やす
※入浴中に行うと、口が乾燥しないのでお勧め
※開始した当初、口が疲れたり、筋肉痛が出たり、あごが痛んだりする場合は、「い～」「う～」のみでもよい

免疫を高める健康法⑨足の指のストレッチ

足の指の変形を矯正するストレッチ

あなたの足の指は変形していませんか？

ふだんは意識することはないと思いますが、足の指は非常に重要な役割を果たしています。歩くときには、かかとから着地し、次に小指の側に体重がかかり、同時に第四指（手の薬指に相当）、中指、第二指（手のひとさし指に相当）が接地し、親指方向に重心が移動していきます。完全に親指が接地すると、親指を中心にして地面を蹴って、次の一歩を踏み出していきます。この重心移動を繰り返しながら、歩いているのです。

通勤電車の中でバランスを崩さないように踏ん張って立っているときも、足の指が大切になります。足の指の変形などで、足の指に力を入れて踏ん張ることができなければ、すぐにバランスを崩してしまいます。

指が反って地面から浮いている「浮き指」、指がねじれている「寝指」、指が屈曲している「屈み指」（いわゆるハンマートゥー）といった足の指の変形があれば、歩くときにスムーズな重心の移動が行われなかったり、踏ん張って立つときに足の指に力が入らず、足の裏だけで支えたりすることになります。

自分の足の指が変形していないかどうか、確認してみてください。

筑波大学名誉教授の浅見高明先生は、オリンピックのマラソンで連覇したエチオピアのアベベ・ビキラ選手の足型（フットプリント）をとられています。日本の選手との違いは、アベベ選手の足の指がまっすぐだということです。内反小指も外反母趾もなく、５本の指が実にまっすぐ、きちんと地面にくっついていたそうです。

足の指をまっすぐに伸ばして、本来のあるべき姿に戻していけば、歩き方も変わってきて、ひざや腰、首への負担も軽減されていきます。

足の指を動かし血流をよくしよう

足の指は、体の中でいちばんといっていいほど血液循環が悪くなりやすい場所です。特に、小指をさわってみると、多くの人が冷たいと感じるのではないでしょうか。

雪山で遭難した登山家が、凍傷になって足の指を切断することもあります。それだけ、血流が悪くなりやすい場所なのです。

夜、足が冷えて眠れない人は、寝る前に、足の指のストレッチを行いましょう。もちろ

足の指ストレッチ（足握手）のやり方

①足の指の間に、反対の手を入れる
②手に力を入れ、ギュッと握る
③足首をグルグル回す
④反対側の足にも行う

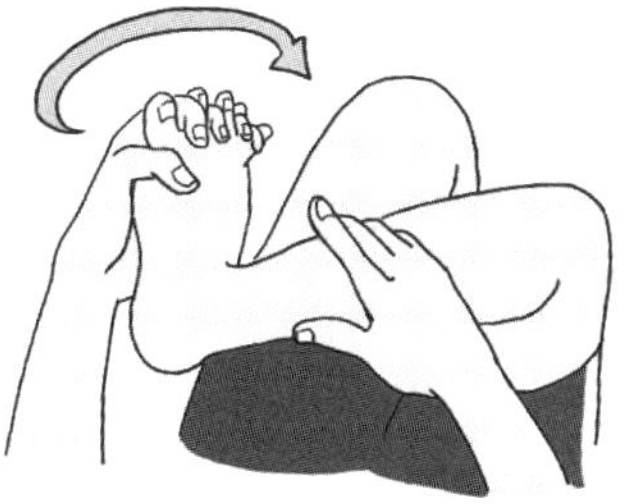

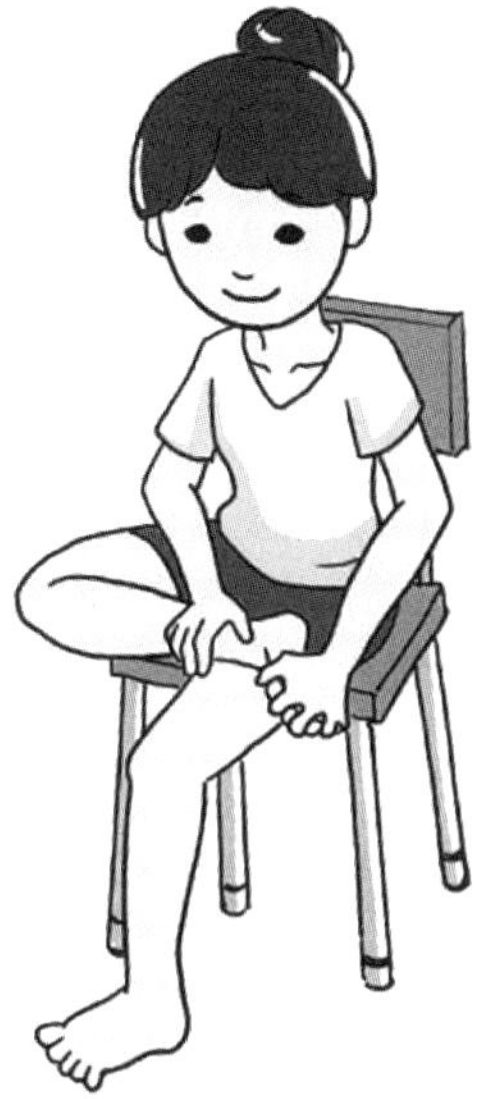

※やる時間や回数にこだわらなくてよい

ん、足の指の変形がある人も、足の指をまっすぐに伸ばしていくよう、ストレッチを行ってください。

図のようにイスや床に座って、手の指を、反対の足の指の間に入れます。最初からスムーズにできる人は少ないと思います。初めは痛く感じる人もいるでしょう。しかし、慣れてくるにしたがって、足の指の血行がよくなって足がポカポカしてくるのがわかるはずです。

次に、足の指をはさんだ手にギュッと力を入れ、握り締めるようにしてください。最初は痛いかもしれませんが、慣れてくると気持ちよく感じてくるでしょう。

そして、左手で左の足首を押さえ、右手

をグルグル回してください。

今度は、左手と右足で、同様に「足握手」を行ってください。

時間や回数にこだわる必要はありません。お風呂の浴槽の中で行うとさらに効果的です。ヒールの高い靴をはいた後や、長時間歩いたりした後にも行ってください。

また、足の指を反らすのも効果的です。座って、足の指を手で持って、甲の側に反らします。足の指1本ずつ行っても、5本まとめて行ってもけっこうです。

座ることができない状況なら、その場で、つま先立ち→かかとを床に着ける→つま先立ち……という動きを何度かくり返しても、足の指を反らすのと同様の効果が得られます。

また、足の指と指の付け根が接する場所（指の股）に八風（はっぷう）というツボがあります。片足で4箇所、両足で8箇所です。東洋医学では、足先の冷えるタイプの冷え性によく使われています。ここを刺激するのも効果的です。リンパ液の流れもよくなります。

足の指の変形の原因は、ほとんどが靴と靴下です。足の指のストレッチを行うことも大切ですが、ふだんはいている靴と靴下を見直すことも大切です。

おしゃれな外見でも、足の指の変形を促すような窮屈な靴は、できるだけはかないようにしてください。また、靴下も、5本指の靴下にすると足の指が動かしやすくなります。

免疫を高める健康法⑩ふくらはぎマッサージ

血液循環をよくするふくらはぎマッサージ

ふくらはぎは「第2の心臓」

人間が病気になるのは、血液循環が停滞し、組織の活力が失われたときです。血液が全身を円滑に循環できる体づくりをしていくことは、健康を守る最重要の課題でしょう。

そこで注目したいのが、心臓から最も遠くに位置する筋肉器官である、「ふくらはぎ」の働きです。

「ふくらはぎは足の血液を押し上げる『第2の心臓』として働きながら、心臓の働きをコントロールしている高度な器官。人間は健康なふくらはぎなくして、血液循環を正常に保つことはできないのです」

医学界でいち早く血液循環とふくらはぎの関連を見出し、マッサージを中心としたふくらはぎ治療で数多くの患者さんを救ってこられた故・石川洋一医師はこう話し、その理由を次のように解説されています。

心臓から動脈に押し出された血液は、毛細血管内で酸素と二酸化炭素、栄養と老廃物を交換したあと、静脈に流れて心臓に戻っていきます。

この循環系で、静脈血に対してポンプの役目を果たしているのが筋肉です。周囲の筋肉が収縮し、血管に圧力をかけていくことで、静脈血は心臓へと押し流されていくのです。

ただし、人体も重力を受けています。心臓の下部に流れた血液は、その重力に逆らい、上っていかなければなりません。もちろん、心臓から遠くに流れた血液ほど、重力は大きくかかってくるわけです。

そこで、直立二足歩行を始めた人類が重力に抵抗し、血液循環を成立させるための武器として手に入れたのが、ふくらはぎです。すなわち、足先に流れた血液を、ふくらはぎの強靭な筋肉群が力強く押し上げる。その勢いを受けて静脈全体の流れが活性化し、血液は滞りなく心臓に戻される仕組みになっているのです。

しかし、ふくらはぎの筋肉は、その重責ゆえに疲弊もしやすい点に問題があります。筋肉は疲れがたまると硬くなり、弾力性も低下します。つまり、静脈へのポンプ作用をじゅうぶんに発揮できなくなって、足に血液が停滞しやすくなるのです。

こうして心臓に戻る血液の絶対量が減少すると、心臓は自らの収縮力を強めて、その少ない血液を全身に送らざるをえません。負担が増した心臓はいずれ疲弊し、動脈血の流れも低下します。組織は酸素、栄養不足に陥り、正常な機能を発揮できなくなっていくわけです。

この悪循環を断ち切る最善の策が、血液循環の要となる、ふくらはぎの機能を回復させていくことなのです。

大切なのは日々の手当て

石川医師いわく、心身ともに健康な人のふくらはぎは、つきたてのお餅のようにやわらかく、弾力があって温かい。これに対し、パンパンに硬い、奥に芯のようなしこりがある、やわらかすぎて弾力がない、冷たい、熱いなどの異常を呈しているのが、病気や体調不良を訴える人のふくらはぎ。大切なのは、この不健康なふくらはぎを、健康な人のふくらはぎに近づけていくことです。

そして、「それには日々の手当てがなにより重要」と、晩年の石川医師が精力的に指導に取り組んだのが、以下にご紹介する「ふくらはぎマッサージ」です。

家庭療法として考案されたこのマッサージには、次の三つのポイントがあります。

❶ふくらはぎを内側（足の親指側）、まん中（背側）、外側（小指側）の三つの部位に分けて刺激する
❷刺激の強さは「痛いけれども気持ちがいい」を目安とする
❸腹式呼吸に合わせ、息を吐きながらふくらはぎを押し、息を吸いながら指の力を抜く
以上を踏まえ、左図の手順に沿って行うことで、誰でも安全に効果を引き出すことができるのです。

筋肉疲労は日々蓄積されていくことを忘れずに、毎日1〜2回、入浴後や夜寝る前、朝の起床時などの習慣としてくり返していきましょう。

ただし、「足の筋肉、関節、血管が炎症を起こし、腫れや痛みが強いとき、高熱があるとき、足を骨折して1年以内と術後2〜3週間以内は血流を操作すべきではなく、マッサージも控えるように」と石川医師。

いっぽう、足の炎症は慢性化した段階で始めると治りが早く、アトピーなどによる湿疹も、「ジクジクしている場合のみ、その部分を避けて刺激すればＯＫ」とのこと。また、長く寝たきり状態にあった人は、まずは足首からひざに向かって軽くさすることから始め、筋肉の回復状態を見ながら徐々に本格的なマッサージに移行していきます。

ふくらはぎマッサージのやり方

❶ストレッチ（10回）

ひざを伸ばして座り、おなかをへこませてゆっくり息を吐きながらつま先を床に向かって倒し、息を吸いながらつま先を起こす

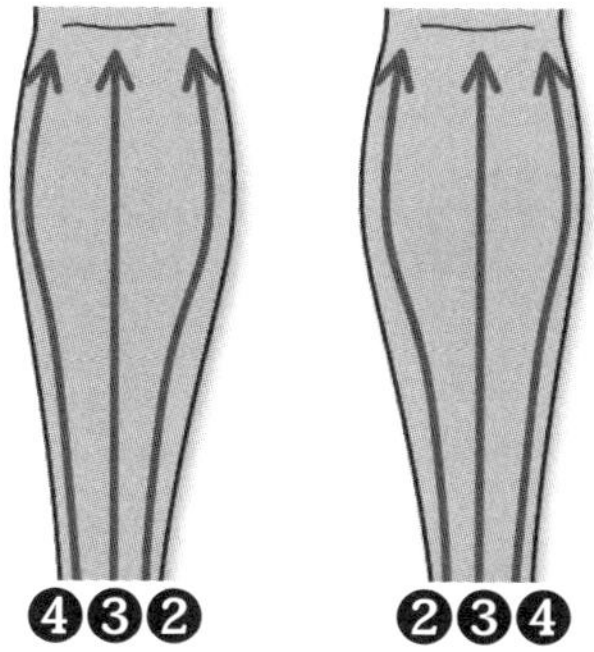

❷内側の筋肉を刺激（３セット）

片ひざを曲げ、ふくらはぎの内側が上を向くよう手前に引き寄せる。内くるぶしから骨の際沿いの筋肉上を、重ねた両手の親指を少しずつ移動させながら、ひざ下に向かって、ゆっくり体重をかけるように押す

❸まん中の筋肉を刺激（３セット）

②の要領で、ふくらはぎの中心線上をアキレス腱の上からひざ下に向かって押す

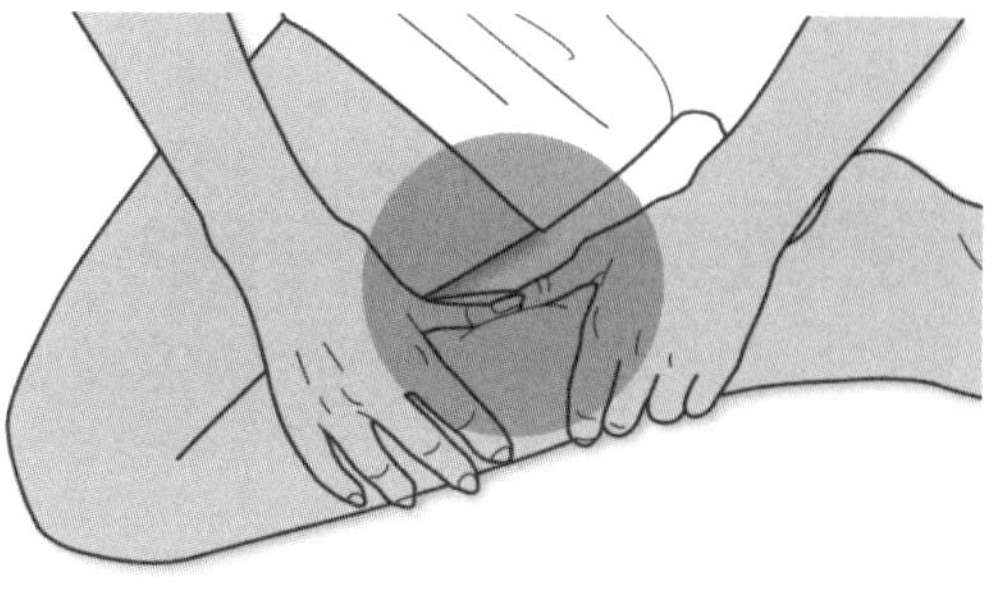

❹外側の筋肉を刺激（３セット）

ひざを内側に傾け、②の要領で骨の際沿いの筋肉を、外くるぶしからひざ下に向かって押す

❺アキレス腱をもむ

反対側の手でアキレス腱をつまみ、ふくらはぎの３分の１くらいまでの範囲をやわらかくなるまでもむ

❻ストレッチ（左右 10 回）

②～⑤を反対の足にも行ったら、壁に両手をついて立ち、片足を引いてふくらはぎとアキレス腱を伸ばす

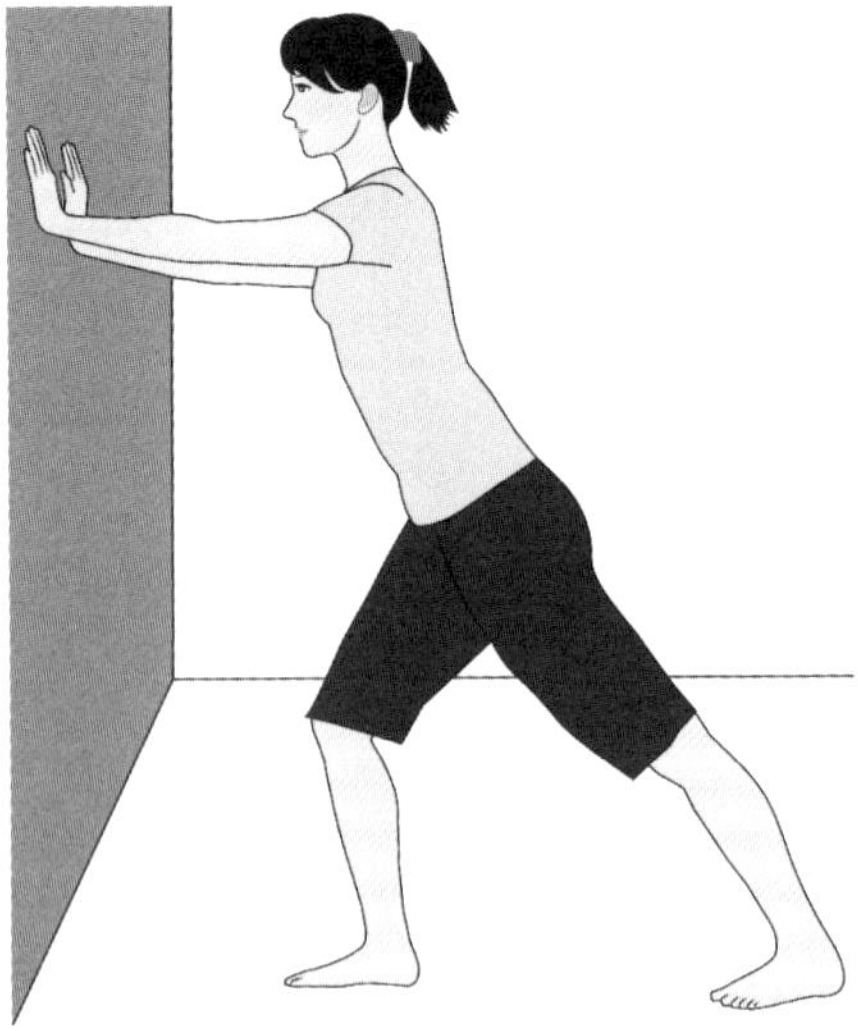

第5章

免疫を高める生き方

ストレスと免疫

生活習慣病をはじめとする病気になるには、原因があります。自律神経のバランスを乱し、免疫を低下させる原因を突き止め、改善していくようにしましょう。

免疫が低下する原因は、主にストレスです。まず、そのことを認識しましょう。そして、職場や学校、家庭などでストレスを感じていないか見直し、またストレスを発散させるような工夫をしてください。趣味に時間を取ってもよいし、たまには旅行もよいでしょう。

これについては、141ページから詳しく解説します。

「日本人のストレス実態調査」

少し古い調査になりますが、2002年の9月にNHKが行った、「日本人のストレス実態調査」の結果をご紹介しましょう。日本全国の成人男女1800人を無作為抽出し、郵送で項目を記入してもらったものです。有効回答率は60・8%、1095名の回答があったということです。

日本人のストレス実態調査

①先の見通しが立たない	25%
②老後の生活への経済的な心配がある	24%
③家計にゆとりがなくなった	22%
④年を取ることによる心身の衰えを感じる	21%
⑤仕事が忙しすぎる	17%
⑥ダイエットが必要である	17%
⑦自分の容姿に不満がある	17%
⑧慢性の病気をかかえている	16%
⑨自分の考えが、周囲から反対を受けた	16%
⑩家族が病気やけがをした	14%

※ NHK 出版『現代日本人のストレス』（日本人のストレス実態調査委員会編著）より引用

上の一覧表にまとめましたので、参考にしてください。

最も強いストレスは「配偶者の死」

１４０ページの表は、１９６７年にアメリカのホルムズとレイという人が、日常のストレスについて調査したものです。日常の出来事とそのストレス強度が示してあります。「配偶者（夫・妻）の死」を１００として、その他の日常の出来事にそれぞれ得点をつけていったものです。40年前のアメリカでの調査ではありますが、参考になると思います。

日常の出来事とストレス強度

	日常の出来事	ストレス強度
①	配偶者の死	100
②	離婚	73
③	夫婦別居	65
④	刑務所への収容	63
⑤	近親者の死亡	63
⑥	本人の大きなけがや病気	53
⑦	結婚	50
⑧	失業	47
⑨	夫婦の和解	45
⑩	退職・引退	45
⑪	家族の健康の変化	44
⑫	妊娠	40
⑬	性生活の困難	39
⑭	新しい家族メンバーの加入	39
⑮	仕事上の変化	39
⑯	家系上の変化	38
⑰	親友の死	37
⑱	配置転換・転勤	36
⑲	夫婦ゲンカの回数の変化	35
⑳	一万ドル以上の借金	31

(Holmes & Rahe　1967)

ストレスと上手につきあうには

深夜勤務でリンパ球が激減する

ストレスと免疫の項目で、現代人が感じるストレスとは具体的にどのようなものかを紹介しました。もちろん、本人が自覚していないストレスによっても同様に、交感神経が緊張して白血球中のリンパ球の数と割合は減少するでしょう。

福田稔医師が勤務していた病院で、深夜勤務（午前0時から午前8時30分）前と深夜勤務明けの看護師さんで、白血球中のリンパ球の割合と数がどう変化するのかを調べたデータがあります。

看護師さんの深夜勤務は、昼夜の逆転に加えて、不眠、過労を伴うつらい勤務です。

血液検査に協力してもらった看護師さんは12名で、平均年齢は34・3歳。仮眠を取るためにいったん自宅に戻る夕方5時ごろと、深夜勤を終えて後続のスタッフに申し送りをして帰宅する前、午前10時ごろの2回、血液検査を行ったそうです。

看護師の夜勤前後のリンパ球変化

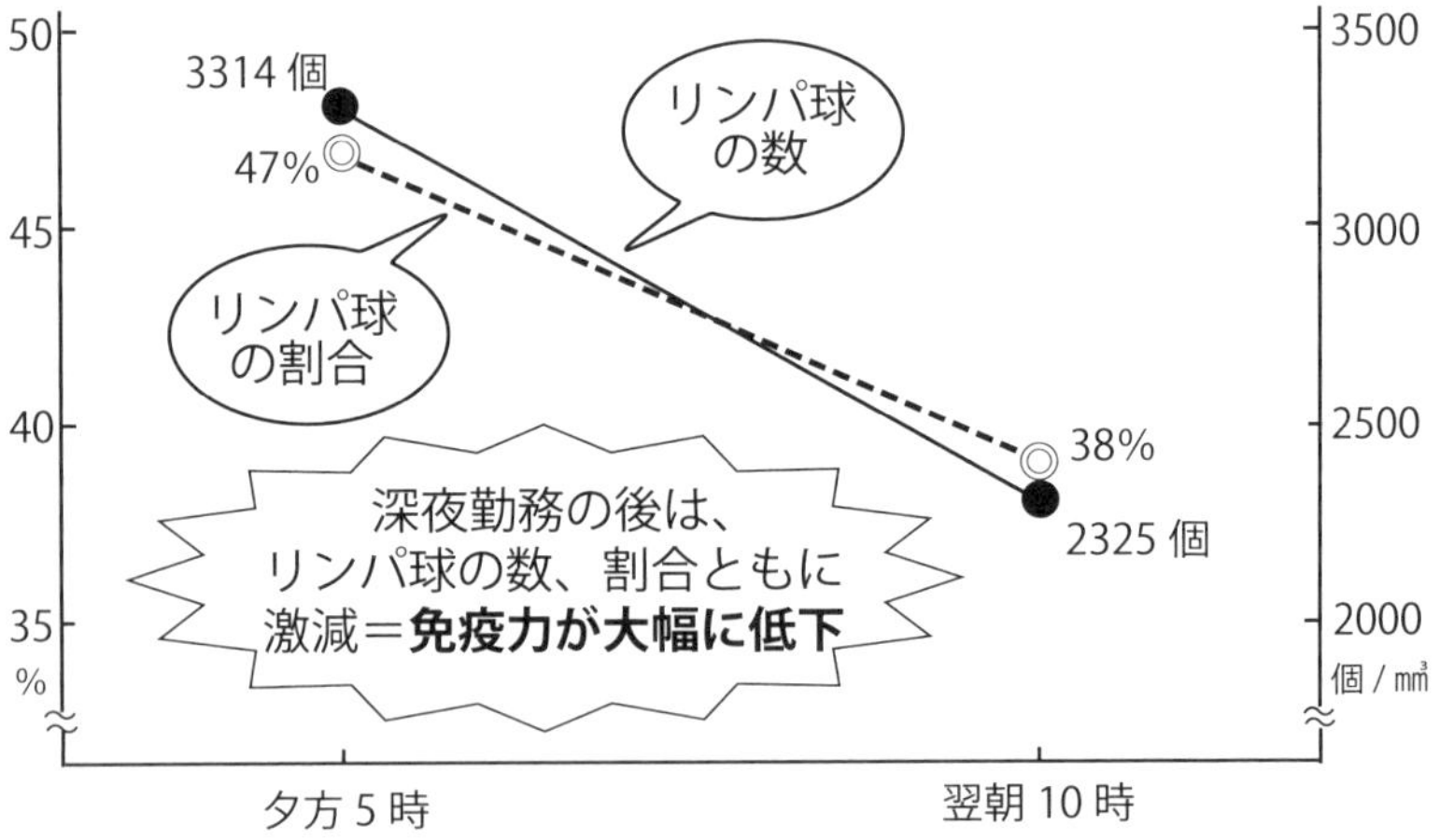

12名の平均は、夕方5時にはリンパ球の割合が47％で、1㎣中のリンパ球の数が3314個ありました。ところが、午前10時ごろにはリンパ球の割合が38％で、1㎣中のリンパ球の数が2325個に減っていました。

理想的なリンパ球の割合は35～41％、1㎣中に1800～2500個くらいです。理想値よりもリンパ球の割合、数ともにかなり多かった看護師さんたちも、激務によってリンパ球の割合、数ともに激減しています。

意識して副交感神経を高める

看護師さんに限らず、夜勤がいかにストレスになるかは、血液検査の結果が物語っています。

潰瘍性大腸炎やクローン病など、交感神経の緊張の持続から起こる病気の患者さんには、症状が悪化しないよう、できるだけ夜勤のないような仕事を選ぶようにアドバイスしている専門医もいます。

このように、過度なストレスがかかると、交感神経が優位となってリンパ球が減り、免疫は低下します。ただし、深夜勤務明けの看護師さんでも、家に帰ってぐっすりと寝て休めば自律神経のバランスはよくなり、低下した免疫も高まるでしょう。

しかし、仕事環境や家族関係の悪化などの事情によってじゅうぶんに休むことができず、交感神経の緊張が持続すると、生活習慣病などの病気を発症しやすい状態になります。

ストレスが続いたときには、休息したり上手に気分転換を図ったりして、交感神経側に偏ったバランスを副交感神経側に戻して、低下した免疫を元に戻していきましょう。

副交感神経を優位にするには

では、どのようにしたら副交感神経を優位にすることができるのでしょうか。

副交感神経が優位な状態は、**体温は高く、血流がよく、呼吸はゆっくり**とした状態です。

このような状態をつくり出せば、交感神経の緊張状態から、副交感神経が優位な状態に変えることができます。**お風呂に入ったり、暖房を入れたり、軽い運動をしたり、温かい飲み物を飲んだりし**て、体を温かくしましょう。**体操や乾布摩擦**などで血流をよくすることと、**意識して呼吸をゆっくりする**ことも、副交感神経を優位にします。

オフィスでも、冷房を控えたり、暖房を入れたり、ときには席を立って軽い体操をしたり、お茶を飲んだり、深呼吸をしたりすることは、じゅうぶんできるはずです。

食べることも副交感神経を優位にします。忙しいときでも、立ち食いソバやハンバーガーなどで、パパッと短時間ですますのではなく、できるだけよくかんで、ゆっくりと食事をとるようにしましょう。

また、**甘いもの**も副交感神経を優位にします。ですが、とりすぎると血糖異常や脂質異常、アレルギー性疾患を招くため、過度にならないよう注意してください。

ちなみに、**お酒は少量でも交感神経の過緊張状態を招きます**。なぜなら、アルコールは分解される過程でアセトアルデヒドという有毒物質に変わりますが、このアセトアルデヒドには交感神経を刺激する作用があるからです。さらに、お酒は少量でも肝臓に負担をかけ、アセトアルデヒド以外の有毒物質の処理を妨げてしまいます。ですから、お酒を飲む人は週に1日以上、休肝日をつくることが肝要です。

病気を防いだり治したりするには、ストレスによって交感神経の緊張が持続しても、副交感神経を優位にするように自分で工夫し、自律神経のバランスが偏らないようにすることが大切です。交感神経の緊張が続いていると感じたら、意識して副交感神経を優位にする工夫をしてください。

副交感神経を優位にするのは、だれもが自分でできることです。先に述べたことを実行してみましょう。

また、「爪もみ」「体を温める」「入浴」「呼吸法」「笑い」など、自分で手軽に副交感神経を優位にできる方法もあります。これについては、第4章でお伝えしています。

これまでの生き方を見直す

生活を見直す

病気になったときや、体調がすぐれないときは、自分の生き方に無理がなかったかどうか見直しましょう。それまでの生き方を見直して、無理をしない、あるいは無理が少ない生き方に変えてください。

病気になるのは、決して**運が悪かったからではありません**。生活習慣病の原因は、外部からくるものではないのです。**ガンをはじめ、高血圧、糖尿病、脂質異常症などの生活習慣病は、生き方の無理を重ねてきた結果**として発症、あるいは悪化するのです。

また、コロナやインフルエンザなどの**感染症も、無理な生き方をして体にストレスをかけ続けていると、発症・悪化**をしやすくなります。

病気は、自分自身の生き方を振り返り、無理な生き方を改めるチャンスでもあるのです。

生活習慣を変えることが治癒への道

大阪にあるｅ‐クリニックで、ガンが治癒した１０１名を対象に行った聞き取り調査の結果を紹介しましょう。

この調査における「ガンが治癒した」という定義は、「大幅なリンパ節転移、多臓器転移、再発などのステージ３以上から治癒し、その後5年以上ガンの再発もなくすこやかに暮らしている人」です。

「ガン治癒者であるあなたと、ガンが治らない人との違いがあるとすれば、何だと思いますか?」という質問に対し、10項目の中から一つだけ回答を選んでもらいました。

その結果は意外なものでした。「**考え方**」が36名で**トップ**、次に「食事」（24名）、「治療法」（９名）、「家族」（８名）。「努力」（６名）。「友達」と「情報」がともに5名でした。「運」が４名、「医師」が３名。「その他」が１名という結果でした。

101人に聞いた「ガンを克服できた理由」

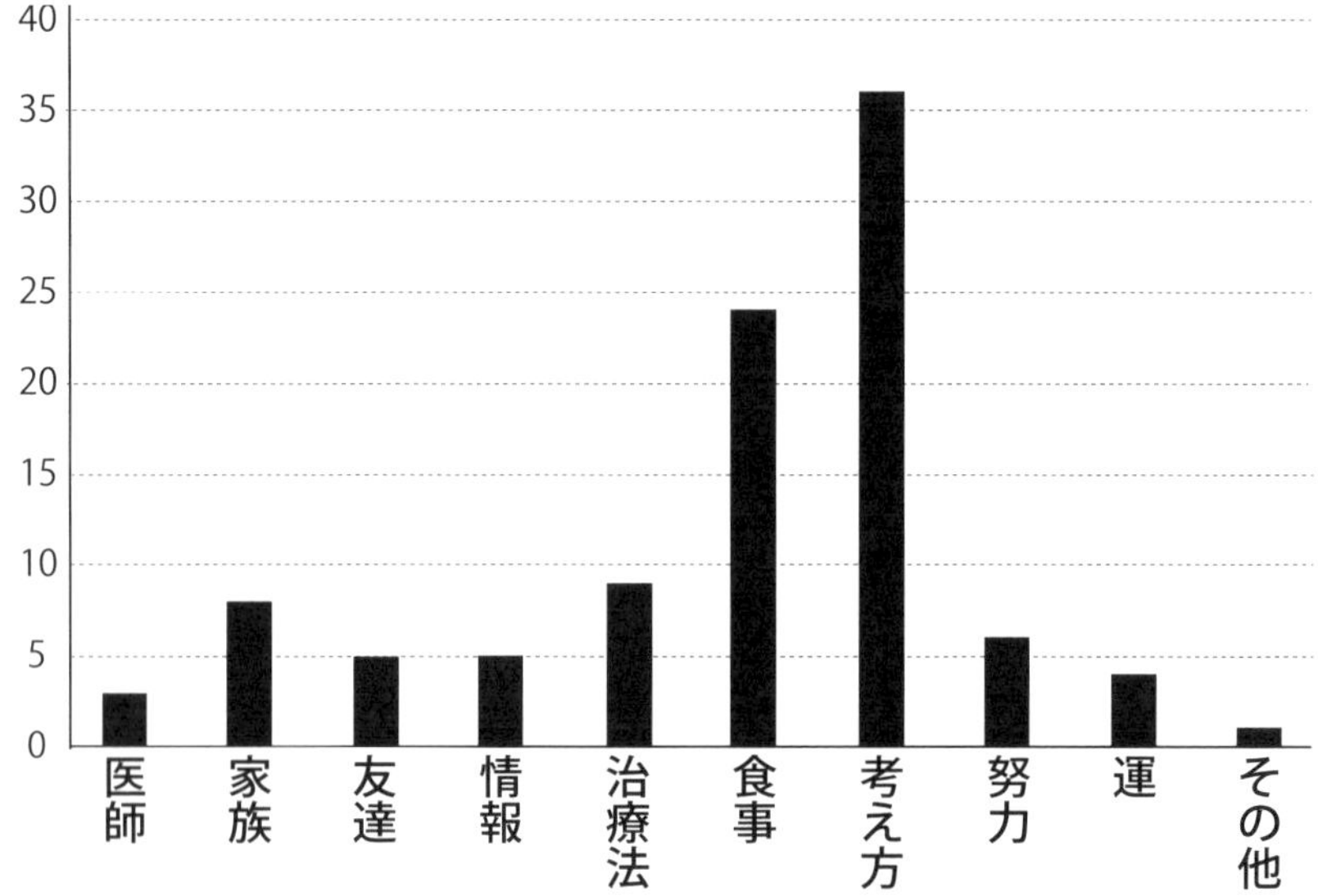

「考え方」と回答した人のほとんどが、**「ガンになってから、いままでの生き方を変えました」**と答えたそうです。

「生き方を変える」といっても、食事を玄米菜食にする、睡眠をじゅうぶんにとる、気が進まないことは無理してやらない、軽い運動を習慣づける、仕事優先をやめて休養を取る、といったことでした。

ガンになった場合は、生死に直結するので、生活習慣を変えやすいかもしれません。しかし、その他の生活習慣病でも同じことです。生活を見直して、変えていくことが治癒、あるいは悪化を防ぐ最善の方法です。

ストレスによる血流障害から発病する

血流障害が起こる大きな原因は、**精神的なストレス**です。**人間関係の悩み、仕事の悩み、育児や介護の悩み、働きすぎ**などが長期に続くことで、交感神経の過度な緊張状態が持続し、血管が収縮して血液の流れが悪くなります。

すると、組織に必要な栄養や酸素が運ばれず、体内の老廃物の回収も行われないところに、ふえすぎた顆粒球が放出する活性酸素による組織破壊が重なり、病気が生じてくるのです。

ストレスが持続する生活を長期間続ければ、ガンをはじめ糖尿病、高血圧、痛風、胆石、尿路結石といった生活習慣病になってもしかたがないといえます。

手抜きのすすめ

ストレスの原因となっている人間関係や仕事の悩み、育児・介護の悩みは、根本的に解決するのは非常に難しいと思います。ただし、**何がストレスになっているのかを知ることで、少しでも軽減できる**はずです。軽減できない場合でも、上手に対処すればストレスの発散もできるでしょう。

なんでもうまくやろうと思うと、心も体も疲れるものです。私は「いい加減はよい加減」を座右の銘にしているのですが、たまには手を抜くという加減が、よい加減かもしれないということです。「明日できる仕事は、今日はやらないで早めに寝よう」と決めて残業をしなかったり、月に1回は家族の介護を専門家に頼んで映画を観に行ったりしてみましょう。

それも難しいようでしたら、たまには休みの日をつくって、その日は気分転換に好きなことをしてください。日帰りの旅行に行く、買い物をする、趣味のサークルに出かける、おいしいものを食べる、気の合う友人と会って話をするなど、気分転換になるものでしたら、なんでもけっこうです。

いつもいい母親（父親）、いい妻（夫）、いい子ども、いい上司（いい部下）であり続けていたら、気が休まりません。たまには手抜きをしてみましょう。

まじめな人ほど要注意

まじめな人ほど、ストレスによって交感神経が過度に緊張しやすいといえます。先ほどもふれましたが、たまには手を抜きましょう。

「なんでも完璧に」とか「私がやらなければ」という気持ちを持ち続けるのはストレスになります。

疲れを感じたときや体調がすぐれないときには、「私がやらなくてもなんとかなるさ」「明日やればいいさ」という気持ちで周囲に仕事を任せることも大切です。

そもそも、何でもカンでも自分ひとりでやってしまったら、周囲の人たちの存在意義がなくなってしまいます。

先にご紹介した、ガンが治癒した101名を対象に行ったe-クリニックの聞き取り調査でも、「**細かいことを気にしなくなった**」というのも共通項だったそうです。

第6章

薬と免疫

薬との上手なつきあい方

薬と免疫の関係については、第1章でも解説しました。ここでは、薬とのつきあい方について、より詳しくお話ししたいと思います。第1章では、

・私たちが病気になった場合、自律神経のバランスを取ることが、免疫を高めることにつながる

↓

・治癒へと向かう過程で、かゆみや痛み、腫れ、発熱などが出ることがある

↓

・しかし、これは、「血流を回復して、体が治ろうとする正常な反応＝治癒反応」である

↓

・この治癒反応を薬などで止めると、体が治る機会を失い、病気が長期化してしまう

とお話ししました。このかゆみや痛み、腫れ、熱などの反応を乗り越えた後に、正常な状態に戻るわけです。

つまり、病気を治す目的で用いた薬が、

・免疫の正常な働きを抑制し、治癒から遠ざける
・さらに、新たな病気や症状をつくり出す

ということになりうるのです。

では、病気と症状と薬の関係について、「カゼ」と「アトピー性皮膚炎」を例にとってお話ししていきたいと思います。

薬の効能は「症状の緩和」だけ

例えば、「カゼ」の場合、症状としては「発熱」「くしゃみ」「鼻水」「セキ」「体がだるい」といった症状が生じます。

これらの症状を緩和するのが「薬」です。薬を服用することにより、熱が下がったり、くしゃみやセキが出なくなったり、体のだるさが軽減したりします。

しかし、**薬によって「カゼ」そのものが治ったわけではありません**。カゼ薬が免疫を抑制し、治る過程で必要となる、**発熱や体のだるさなどが緩和しただけ**です。「カゼを治す薬」はいまだに存在しません。実際、カゼ薬の効能・効果としては、「かぜの諸症状（鼻水、鼻づまり、のどの痛み、せき、タン、くしゃみ、悪寒、発熱、頭痛、関節の痛み、筋肉の痛み）の緩和」としか書かれていません。

つまり、「カゼ」は、人間が持つ「自己治癒力」（自分で病気を治す力）でしか治せないということです。

自己治癒力とは、主に以下の三つから成ります。

①体の機能のバランスや秩序を正常に保つ（恒常性維持）
②体内に侵入した異物を処理したり排出したり、変質した自己の細胞を殺傷・処理したりして体を守る（免疫）
③傷ついたり古くなったりした細胞を修復したり、再生したりする（修復・再生）

カゼを治すのは「自己治癒力」

では、自己治癒力によって「カゼ」はどのようにして治っていくのでしょうか。カゼの原因のほとんどはウイルス感染によるものなので、ウイルス感染の場合について考えていきましょう。

①最初、ウイルスは鼻粘膜やのどの粘膜と戦います。私たちの体は、鼻水やくしゃみ、セ

キを出して、ウイルスを外に排出しようとします。なお、カゼのひき始めに出る鼻水は、水分が多いサラサラした状態です。リラックスだけでなく、排泄を司る副交感神経が優位な状態にして、分泌活動を高めているからです。

②それでもウイルスを体外から排出できない場合は、マクロファージ（単球から分化したもの）とリンパ球の出番になります。

③マクロファージが、侵入したウイルス（抗原）を食べて断片化し、ウイルスの侵入をヘルパーT細胞に知らせます（抗原提示）。ヘルパーT細胞は、キラーT細胞にウイルスを攻撃させるとともに、そのウイルスを特別に攻撃できる「抗体」をB細胞に製造させます。

④ウイルスとリンパ球の戦いが終わると、サプレッサーT細胞が働き、キラーT細胞やB細胞に対し、「これ以上ウイルスと戦う必要はない」との指令を与えます。そして、ウイルスの死骸や、ウイルスと戦ったリンパ球の死骸を、マクロファージが処理します。

⑤ウイルスとリンパ球の戦いの間は、リンパ球が活発に働きやすいように熱が出ます。ですから、ここで**解熱剤や総合感冒剤（カゼ薬）などで熱を下げると、「発熱」という症状は緩和されますが、免疫が抑制されてリンパ球の働きが低下するので、「カゼ」の根本的な治癒にはかえって時間がかかる**ことになります。

解熱剤を使わなければ、リンパ球とウイルスの戦いが続いている間は、発熱が続きます。自律神経は、副交感神経が優位な状態です。

⑥リンパ球の働きが勝ってウイルスとの戦いが終息すると、大量に汗をかいて熱が下がってきます。副交感神経が優位な状態から、交感神経が優位な状態になってきます。セキやくしゃみもおさまってきます。出てくる鼻水も、交感神経が優位なために分泌活動が抑制されて少なくなり、粘りのある状態になります。

こうして、カゼは自律神経の状態を適宜調節しながら、自己治癒力によって治っていくのです。

薬では病気は根治できない

このように、薬ではカゼによる「発熱」「くしゃみ」「鼻水」「セキ」「体がだるい」といった症状を緩和することができても、カゼという病気を治すことはできません。それどころか、カゼの治癒を妨げてしまいます。

もっとも、「明日は、大切な仕事があるために、どうしても症状をおさえるしかない」といったときには、カゼ薬の服用もしかたないかもしれません。カゼ薬は、カゼを治す薬ではなく、症状をおさえるだけの薬で、しかも服用することで治癒までの時間がかかると認識し、あえて服用するのなら、薬の本質を理解しているといえるでしょう。

問題なのは、**カゼ薬は「カゼを治す薬」だと思って、カゼを治したいと思って服用する**ことです。カゼ薬の役割は、あくまでも「カゼの諸症状の緩和」です。しかも、飲むとカゼの治癒までに時間がかかってしまいます。そのことを知らずに、カゼ薬を服用するのが問題なのです。

同様に、他の病気による「下痢」「湿疹」「腰痛」「肩こり」「頭痛」「歯痛」などの症状も、薬で緩和することはできます。ただし、それは免疫を抑制することによる症状の緩和であって、薬では症状の原因となる「病気」を根本的に治すことはできません。

薬で症状をおさえることはできても、根本的な治癒までに時間がかかったり、かえって治癒を遠ざけてしまったりします。また、薬を長期間使用すると、免疫を抑制することになり、交感神経の緊張を招いて、他の病気を引き起こす原因にもなります。

さらに、体内で分解できずに異物として残った薬（化学物質）は、正常な免疫の働きによって、皮膚などから排出されていきます。その際、湿疹などの皮膚の炎症や、かゆみなどの症状として現れます。つまり、薬を排出するために、新たな症状が起こってくるのです。

「病気を治すため」と思って用いた薬は、**不快と感じる症状の緩和だけ**をしていたのです。

実は、不快と感じる症状は、病気を治すための免疫の正常な働きによって生じています。病気を治す目的で用いた薬が、結果として免疫の正常な働きを抑制し、治癒から遠ざけてしまいます。さらに、新たな病気や症状をつくり出すという皮肉な結果になります。

症状は、病気を治すために免疫が働き、体内に入った異物（細菌やウイルス、また化学物質など）を処理したり、体外に排出したりするために必要なものなのです。

起こってくる症状は、

・細菌やウイルスなどの増殖する異物↓攻撃をしかけるための発熱など

・化学物質などの増殖しない異物↓皮膚の炎症や湿疹など

になります。

症状が起こっているときは、病気を治すために、免疫が働いていると理解してください。

最終的に「病気」を治すのは、自己治癒力以外にありません。

アトピー性皮膚炎とステロイド皮膚炎

副交感神経優位のアトピー性皮膚炎

次に、薬を長期的に使用した場合の反応を理解していただくために、アレルギー疾患の一種であるアトピー性皮膚炎を例にお話ししたいと思います。

ひとくちにアトピー性皮膚炎といっても、白血球中のリンパ球の比率と数によって、治りやすさが違ってきます。

理想的な白血球数は、1立方ミリメートル中に5000～7000個です。理想的なリンパ球の比率は35～41％になります。

一般的に、アトピー性皮膚炎を発症した段階では、アレルギー症状を起こす副交感神経が優位で、リンパ球の比率は41％を上回っています。この段階で、ステロイドをはじめとする薬を使っていなければ、比較的、治りやすいといえます。

皮膚の炎症やかゆみは「病気が治るための反応だ」と理解して、副交感神経が優位な体質を、交感神経が優位でも副交感神経が優位でもない、理想的なリンパ球の比率に変えていきます。副交感神経が優位な人は、適度に交感神経を高めて、リンパ球を理想的な比率にもっていきます。

交感神経を適度に高めるには、**運動不足にならない、食べすぎない、甘いものや炭酸飲料を避ける、適度に日光に当たる、**といった日常生活での注意が必要です。

息が切れないような適度な運動は、自律神経のバランスでいえば、副交感神経を優位にします。息が切れるような運動は、交感神経を優位にします。軽いウォーキングは副交感神経を優位にしますが、スピードを上げたランニングは交感神経を優位にします。

飢餓は交感神経が優位な状態をつくります。ダイエットをすると、イライラしたりするのも、交感神経が優位になっているからです。反対に、食事をすると副交感神経が優位な状態になります。食べものを消化吸収するために、副交感神経を優位にして、消化管の働きをよくする必要があるためです。

こうして食べものを消化吸収する際は、消化器に血液が集中します。このように消化吸収のために多量の血液が消化器に集中すると、手足などの末梢の血流が減り、手足の冷えの原因となります。

甘いものや、炭酸飲料は、副交感神経を優位にします。ですから、イライラしているときに甘いものを食べたくなる人はよくいます。また、交通量の多い地域（幹線道路沿い）に、アトピー性皮膚炎やぜんそくの人が多いのも、排気ガスに含まれる炭酸ガス（二酸化炭素）を吸い続けて、それを体外に吐き出すために、排泄を司る副交感神経が優位になりすぎているからでしょう。

薬を使っていない段階では、例えば乳幼児なら、毎日乾布摩擦をしてやるだけで、よくなっていく場合があります。日光に当たるのも皮膚への刺激ですが、乾布摩擦も皮膚への刺激になります。軽くなでるだけでは副交感神経が優位の刺激になりますが、適度な力で刺激を行えば交感神経を優位にする刺激になります。

交感神経優位のステロイド皮膚炎

ステロイドを使い続けていると、交感神経が優位になっていきます。分解できないステロイドが体内で酸化し、酸化コレステロールとなっていき、これが交感神経の緊張状態をつくります。

ステロイドや、免疫抑制薬のプロトピックという薬は、強い免疫抑制作用をもっています。免疫を抑制するため、皮膚から化学物質を排出するために生じている肌の炎症や、ヒスタミンによるかゆみも止まります。

しかし、ステロイドやプロトピックは、やめるとリバウンドが起こるので、使い続けるしかないでしょう。こうして使い続ければ続けるほど、免疫の抑制が進み、自律神経のバランスがどんどん交感神経が優位な状態になっていきます。リンパ球の比率が30%を切り、ときには10%台にまでなってきます。

肌は、薄くなってきたり、黒くなってきたりする、いわゆるステロイド皮膚炎になっていきます。低体温となり、汗をかきにくくなります。夏でも、冷えを感じるようになります。

このステロイド皮膚炎の段階になると、症状は治りにくくなります。本来は副交感神経が優位だった体質が、ステロイドやプロトピックによって免疫が抑制され、さらに酸化コレステロールのために交感神経が優位な体質にされてしまったのです。

このようなステロイド皮膚炎の患者さんに共通するのは、全身の冷えです。特に、足が強く冷えています。夏でも足の冷えを感じる人が、非常に多いという特徴があります。

酸化コレステロール排出のためにリバウンドが起こる

根本的な治療としては、免疫を抑制するステロイドやプロトピックをやめ、免疫の正常な働きを取り戻させなければなりません。ステロイドやプロトピックをやめると、ほとんどの患者さんにリバウンドが現れます。つらいリバウンドになるかもしれませんが、体内に蓄積して酸化したステロイド（酸化コレステロール）や化学物質は排出するしかありません。

ここで、薬を否定するために、このようなことを述べているわけではないという点に注意してください。ここでは、体のしくみに基づいた、根本的な治療に欠かせない免疫のしくみを述べているにすぎません。

治療の主役は自己治癒力を発揮すべき本人なのに、薬や免疫のことを理解していない、あるいは理解しようとはせずに薬に頼ってしまう人へのメッセージであることを強調しておきます。

根本的な治療を望んでいるのであれば、本書でご紹介しているセルフケアを行いながら、鍼、灸、漢方薬や漢方の入浴剤、食事の改善、運動など、免疫を高めながらも、リバウンドの激しさを軽減するものが助けになるでしょう。

何度かリバウンドを経ながら、薬によってもたらされた、交感神経が優位すぎる状態ではなく、アレルギー症状を起こす副交感神経が優位すぎる状態でもなく、リンパ球の比率が35〜41％の理想的な自律神経バランスの状態に近づけていくわけです。

白血球数、リンパ球の比率ともに理想値に近づき、体温が理想的な範囲（36・5〜37℃）になり、足の冷えを感じなくなれば、治癒に近づきやすくなります。

また、好酸球の数値も、指標のひとつになります。通常は、3%くらいが平均ですが、アレルギー疾患の患者さんは、10%、ときには20%を超える場合もあります。好酸球の数値は、炎症が悪化しているときに高くなりやすく、症状が落ち着いていると低くなりやすいのです。

ステロイド皮膚炎になると、体内に蓄積した、酸化したステロイドやプロトピックなどの排出を促し、抑制された免疫の働きを正常にすることが必要なぶん、薬を使っていないアトピー性皮膚炎よりも治癒に時間がかかり、つらいリバウンドも起こることになります。

酸化コレステロールは、交感神経の緊張状態を招きます。その状態によって、不安感、絶望感、うつ状態などの精神的な破綻を引き起こします。また、血圧上昇、皮膚炎の悪化、肝障害、腎障害、白内障、網膜剥離、ついには多臓器不全も引き起こす可能性があります。

リバウンドが起こると、膿とともに酸化コレステロールが体外に排出されていきます。ステロイドの使用期間が長いほど、リバウンドも強く生じますし、離脱までの期間も長くかかるでしょう。

化学物質と免疫

免疫によってアレルギー疾患は完治できる？

ところで、体内の化学物質を完全に排出することはできるでしょうか？

残念ながら、入ってくる化学物質は、どんなに注意してもゼロにはできません。化学物質をゼロにすることは、国を挙げて取り組んでも不可能だといえます。

それでは、体内に入ってくる化学物質がゼロにならなければ、アトピー性皮膚炎やぜんそく、花粉症などのアレルギー疾患の完治はありえないのでしょうか。

体内に入ってくる化学物質（抗原）に対抗してアレルギーを誘発する抗体の産生は、無限ではありません。いっぽう、体内への化学物質の取り込みはほぼ無限であるといえます。

実は、無限に入ってくる化学物質に対抗する抗体の産生をある時点で減らす（終了させる）指令を出し、過剰な反応を終息させる「制御性T細胞」という免疫細胞の存在と、その働きが昨今の研究で明らかになってきています。

「制御性T細胞」は腸管に多く存在し、腸内細菌により誘導されるようです。したがって、アレルギー疾患の完治を目指すのであれば、免疫の要といわれる腸のケアが欠かせないでしょう。

しかし、制御性T細胞によって体内に蓄積された化学物質が無害になるわけではありません。例えば農薬は、一定量を超えると毒殺や自殺が可能になります。安全基準を満たしているとはいえ、農薬、食品添加物、薬などが蓄積されていくと、発ガンを引き起こす可能性が指摘されています。いろいろな化学物質の相互作用は、調べることが困難で複雑なものになりえます。

もちろん、肝臓の働きなどによって、化学物質はある程度、分解できるものもあります。しかし、すべてを完全に分解できるわけではありません。「国際がん研究機関（ＩＡＲＣ）による発がん性リスクの一覧」を見ても、多くの化学物質があげられています。

化学物質の蓄積は、毎日ふえていくものです。したがって、化学物質をできるだけ取り込まないような日常生活を送るとともに、排出を司る副交感神経を適度に優位にして、化学物質の分解や排泄が進む体をつくっていきましょう。

そのためには、免疫を高める（正常な免疫反応が起こるようにする）こと、血流をよくすること、低体温にならないことが大切です。

最後に、化学物質については、個人の努力だけで防げる問題ではありません。先に、国を挙げて取り組んでも「ゼロ」にすることはできないと書きましたが、便利さや安さを追求するために環境や健康が犠牲になってもいいという時代ではありません。真剣に取り組むべき課題であると思います。

免疫力と感染症

感染する人、感染しない人の違い

ここでは、コロナやインフルエンザなどのウイルス性の感染症と、細菌などによる感染症について、薬との関連を含めて考えていきたいと思います。

ウイルス性のコロナやインフルエンザがはやっても、感染する人と、感染しない人がいます。また、病院で細菌による院内感染(例えば黄色ブドウ球菌による感染)がはやっても、感染する人と、感染しない人がいます。また、感染しても発症しない人がいますし、発症してもそれほど悪化しない人がいます。

これらの違いは、免疫力にあります。免疫の主役は、白血球中の顆粒球とリンパ球です。細菌に対しては、主に顆粒球が働きます。顆粒球がじゅうぶんにあると、細菌感染を起こしにくくなります。ウイルスに対しては、主にリンパ球が働きます。リンパ球がじゅうぶんにあると、ウイルス感染を起こしにくくなります。

細菌とウイルスの大きな違いは、大きさです。細菌は1μm（1マイクロメーター は1000分の1㎜）程度ですが、ウイルスは50～100nm（1ナノメーター〉は100万分の1㎜）程度です。細菌は、ウイルスの10～100倍の大きさがあります。

また、細菌には抗生物質が効果を表しますが、ウイルスには抗生物質は効きません。

細菌には顆粒球、ウイルスにはリンパ球が働く

細菌やウイルスは体内に侵入した異物です。体内に入った異物に対して働く免疫細胞（主として顆粒球とリンパ球）も、異物のサイズによって役割が変わってきます。細菌はサイズが大きいので、主として顆粒球が撃退します。ウイルスはサイズが小さいので、主としてリンパ球が攻撃します。

ですから、顆粒球がじゅうぶんにあったとしても、リンパ球が少なければウイルスに感染しやすくなります。反対にリンパ球がじゅうぶんにあったとしても、顆粒球が少なければ細菌には感染しやすくなります。リンパ球、顆粒球ともに少なければ、ウイルスにも細菌にも感染しやすくなります。リンパ球、顆粒球ともに多ければ、ウイルスにも細菌にも感染しにくくなります。

「自律神経の免疫（白血球）支配」を発見した福田稔医師が、白血球の数と、顆粒球とリンパ球のバランスに着目したのは、細菌とウイルスに感染しやすいかどうかもみているわけです。

コロナや季節性のインフルエンザなどがはやったとしても、リンパ球がじゅうぶんにあればウイルス感染は防げます。たとえ感染したとしても、症状は軽くてすみます。

いっぽう、細菌による院内感染がはやっても、顆粒球がじゅうぶんにあれば細菌感染は防げます。たとえ感染したとしても、症状は軽くてすみます。

食中毒を起こすサルモネラ菌も、顆粒球が多ければ感染を防げますし、感染した場合でも軽くてすみます。

ただし、リンパ球や顆粒球がじゅうぶんにあっても、体温が低い場合は、リンパ球や顆粒球の働き（活性）が悪くなります。そのため、「福田―安保理論」を提唱した福田稔医師や安保徹名誉教授が「低体温」では免疫力が低下するとおっしゃっていたわけです。

白血球像を見ることによって、白血球数と、リンパ球と顆粒球の比率がわかります。先にも述べたように、顆粒球が少ないと細菌に感染しやすく、リンパ球が少ないとウイルスに感染しやすくなります。

さらに、体温を定期的に測ることで、顆粒球とリンパ球の活性（働きのよさ）が推測できます。

福田稔医師がおっしゃっている理想値では、「白血球数5000〜7000個／㎣、リンパ球の比率35〜41％、顆粒球の比率54〜60％、体温は36・5〜37℃」となるわけです。

第7章

ガンと免疫

ガンはリンパ球の比率で治りやすさが違う

同じ部位のガンであっても…

自律神経のバランスでいえば、ガンは、交感神経が優位な患者さんに多い病気だと考えられてきました。しかし、福田稔医師が福田医院のガンの患者さんを調べたところ、副交感神経が優位な患者さんが4割ほどいました。

そこで、リンパ球の比率で患者さんを三つに分け、治りやすさを比較してみました。その結果、治りやすいのは、以下の順になりました。

①リンパ球の比率が35～41％
②リンパ球の比率が高い（41％を超える＝副交感神経が優位）
③リンパ球の比率が低い（35％未満＝交感神経が優位）

リンパ球の比率が35〜41％の理想値に入っていても、ストレスや生活習慣によっては、ガンが発症します。ただし、このような人は、ガンが発症しても治りやすい状態だといえます。リンパ球の比率が理想値にあると、「ガンが発症しにくく、発症しても治りやすい」といえるのです。

もっとも、白血球数のことも考慮しなければなりません。リンパ球の比率が高いからといって、白血球数が極端に少ないと、免疫力が高い状態とはいえません。また、リンパ球の比率が低くても、白血球数が多ければ、リンパ球の実数は多くなります。

さらに、体温も考慮に入れる必要があります。体温（腹腔内の温度）が低いと、リンパ球が多くても、働きが悪くなります。いくらリンパ球の比率と実数が理想値にあっても、低体温ではガン細胞をじゅうぶんに攻撃することができません。

例えば、同じ「胃ガン」という病名でも、リンパ球の比率によって、治りやすさが違ってくるのです。

自分自身の免疫力を知ることが重要

また、胃ガンでいえば、胃の幽門部（十二指腸とつながる）や噴門部（食道とつながる）のガンは、交感神経が優位な患者さんの割合が多い、という特徴がありました。興味深いことに、悪性度が高いといわれるスキルス性胃ガンでは、リンパ球の比率が高い患者さんが多くいました。

ガンのステージも重要な要素ではありますが、自分自身の免疫力（白血球の数とリンパ球の比率など）を知ることも、非常に大切なことです。ガンが「治りやすいか、治りにくいか」という指標にもなります。

また、治療を選択する場合も、免疫の状態を知ってから判断するのと、免疫の状態を知らずに判断するのでは、違いが出てきます。

手術をした患者さんは平均として、白血球数が少なくなっています。加えて、抗ガン剤や放射線治療を行っていると、さらに少ない場合が多くなっています。

通常、**手術後や抗ガン剤の投与後、放射線の照射後は白血球数が減り、リンパ球の比率も下がります。**自己治癒力が高いと、治療後に徐々に白血球数が上がって、リンパ球の比率が上がってきます。しかし、自己治癒力が低下していると、なかなか上がってきません。

ほとんどの抗ガン剤の添付文書には、重大な副作用として、「汎血球減少《はんけつきゅうげんしょう》等の骨髄抑《こつずいよく》制《せい》」と表記されています。そして、「汎血球減少、白血球減少、好中球減少、血小板減少、出血、貧血等が現れることがある」と書いてあります。

汎血球減少とは、血液中の赤血球・白血球・血小板のすべての血中細胞成分が全体的に減少する状態のことです。**抗ガン剤の投与は、免疫の要である白血球や、血小板の減少、貧血を招くことがある**ということです。

骨髄抑制とは、赤血球、白血球、血小板といった血液細胞をつくる骨髄の機能が低下し、その生産（造血機能）が抑制される状態をいいます。抗ガン剤の影響は、ガン細胞だけでなく、正常細胞にも及びます。骨髄は、細胞分裂の活発な組織なので、影響を受けやすくなるのです。

造血機能が障害され、白血球、血小板、赤血球の減少が起こります。白血球が減少すると感染しやすくなり、血小板が減少すると出血しやすくなります。場合によっては生命の危険もあります。

免疫力だけでなく、心理面にも影響し、病気を克服するための意欲の低下や、不安感も生じることがあります。

赤血球の減少による貧血になると、動悸、息切れ、めまいなどの症状が出ることがあります。

放射線の照射は、照射した部位にもよりますが、骨髄の多い骨盤などに照射すると、骨髄抑制による白血球や赤血球、血小板の減少が副作用として起こりえます。

初診時に検査したリンパ球数を、数字が多い順（免疫の高い順）に並べると、おおむね以下のようになっています。

①未治療（３大療法～手術、抗ガン剤、放射線治療～を行っていない）
②手術のみ
③手術＋抗ガン剤
④手術＋放射線

これには個人差があるので、手術＋抗ガン剤を行った患者さんでも、未治療の患者さんよりリンパ球の数が多く、比率も高い場合はあります。あくまでも平均で、傾向ととらえてください。

ところで、ガンの患者さんに共通しているのは、**足の冷えが強い**ことです。リンパ球の比率が理想値にある患者さんでも、足にふれると冷えが認められる場合があります。

この「**頭熱足寒**」状態を、「**頭寒足熱**」の本来あるべき姿に変え、体温を理想的な状態にしていくことが大切です。

ガンの自然退縮

ガンは無限に増殖するのか?

ドイツ人医師のルドルフ・ウィルヒョー（1821〜1902年）は、「全ての細胞は他の細胞に由来する」とし、「細胞の増殖法は、細胞分裂以外には存在しない」と唱えました。ウィルヒョーのガンの定義に従えば、「ガンは、細胞の突然変異によって生じ、宿主（患者）を死にいたらしめるまで、無限に増殖を続ける」ということになります。

この考え方がいまも医学界では続いており、**ガンは無限に増殖する**と医療関係者も患者さんも信じています。

しかし、新潟大学大学院の安保徹名誉教授は以下のように述べています。

「人間の体には、毎日新たなガン細胞が生まれています。ところが、免疫細胞によってガン細胞が攻撃されるので、免疫が正常に働いていれば、ガン細胞が検査でわかるくらいの大きさにはなかなかなりません。また、仮にガン細胞が検査でわかるくらいの大きさになっても、日常生活に不都合はほとんどないし、免疫を高めていけばガン細胞は進行が止まったり小さくなっていったりします」

ガン細胞を攻撃する免疫の主役であるＮＫ細胞（ナチュラルキラー細胞）は、１９７０年代初頭まで発見されていませんでした。ＮＫ細胞と同じように、ガン細胞を攻撃するキラーＴ細胞の存在も、ウィルヒョーの時代には、発見されていませんでした。

「だれにでも毎日ガン細胞ができ、また免疫の働きによって毎日ガン細胞が処理されている。免疫の監視の目をくぐり抜けてガン細胞が大きくなって、検査で発見された場合に『ガン』と診断されるが、無限に増殖をくり返していくわけではない。免疫の働きが低下したままだと増殖するが、免疫の働きを高めていけば進行が止まったり縮小したりしていく」

というのが、免疫の働きを考慮したガンに対する考え方ではないでしょうか。

ガンの自然退縮の条件

ミトコンドリア系の働きを高める

私たちが活動するエネルギーは、**解糖系とミトコンドリア系**の二つによって産生されています。

解糖系は、効率はよくないのですが、瞬時にエネルギーをつくり出します。その際に、酸素は必要ありません。

ミトコンドリア系は、エネルギー効率はよいのですが、エネルギーをつくり出すのに時間がかかります。また、酸素を必要とします。

ガンが増殖するのは、解糖系が働きやすい環境にある状態だということがわかっています。ですので、**解糖系が働きやすい環境から、ミトコンドリア系が働きやすい環境に変えれば、ガンは自然退縮に向かうでしょう。**

解糖系が働きやすい環境は、**低体温、低酸素、高血糖**の3条件です。ガンが自然退縮するには、体温を上げ、酸素を増やし、高血糖の状態を是正する必要があります。

ただし、「ガン細胞を直接攻撃するために、体温を42℃以上にする」といった過激な温熱療法はあまりお勧めできません。ガン細胞が死滅する前に、生命力が持たないからです。

免疫が働きやすい状態に体温を高めるセルフケアとして、40～41℃くらいのお風呂がお勧めです。

しかし、我慢して長時間お風呂に入っていると、血栓ができやすくなります。

「温まってきて、もう出たい」と感じたときは、無理せずお風呂から上がるようにしましょう。

酸素をじゅうぶんにとり込む

酸素をじゅうぶんにとり込むには、横隔膜（胸と腹の境にある筋肉でできた膜）を動かす深呼吸をしましょう。

「増殖したガン細胞が、免疫だけで縮小に向かうはずはない」「免疫をかいくぐって大きくなった腫瘍を、免疫力で縮小させることができるとは思えない」という反論があります。

確かに、体内の環境が変わらなければ、ガンの退縮は起こらないでしょう。しかし、体温を上げ、酸素をじゅうぶんにとり込み、高血糖の状態が是正された環境になれば、免疫が再び元の状態に戻り、じゅうぶんな働きをします。その結果、ガンの退縮が起こりえます。

ガンが退縮する条件がわかっていれば、その条件を整えて、自分自身の免疫（自己治癒力）を信じることです。低下しているミトコンドリアの機能が高まることで、エネルギーの産生がミトコンドリア系になり、ガンの増殖にストップがかかります。さらに、体温が高くなって元の状態に戻ったリンパ球の働きにより、ガン細胞が縮小に向かうでしょう。

ガンは局所の病気か　全身の病気か

「頭寒足熱」を保つ

ガンは局所の病気でしょうか？　それとも全身の病気なのでしょうか？

ガンが局所の病気なら、手術で切除すれば完治するはずです。しかし、ガンが全身の病気なら、局所の手術だけでは「完治」は難しく、再発する可能性が高いことになります。

福田稔医師は、「ガンの患者さんは、すべてといってといいほど足が冷えている。『**頭寒足熱**』ではなく、『**頭熱足寒**』**の状態になっている**」とおっしゃってました。

足の冷えを取ることが、自分でできる生活習慣の改善目標の一つです。治療に加えて、足の冷えを改善する運動や足湯を患者さんに勧めていました。

ガンは全身の病気と考えたほうがいい

安保徹名誉教授の研究では、ガンの患者さん（特に進行ガン）には、以下の特徴があるそうです。

①健常人と比べて**低体温**である
②健常人と比べて**血液が酸化**している
③健常人と比べて**血液中の酸素濃度が低い**
④健常人と比べて**血糖値が高い**

福田稔医師の観察と、安保徹名誉教授の研究から、ガンの患者さんは**「血流障害」「血液の酸化」「酸素不足」「高血糖」**の状態であると考えられます。ですから、**ガンは全身の病気であると**考えたほうが納得できるでしょう。ガンの治療としては、「血流障害」「血液の酸化」「酸素不足」「高血糖」の改善をはかる必要があるといえます。

海外でも、ゲルソン療法で有名なマックス・ゲルソン博士（1881～1959）は、「ガンは栄養と代謝の乱れで起こる全身病」といっています。また、ピッツバーグ大学のバーナード・フィッシャー教授も「乳ガンは全身病」だといっています。ガンを局所の病気だととらえるよりも、全身の状態の問題だととらえたほうがいいようです。

初期と末期、どちらのがんが治りやすいか

生活習慣を変えられるかがポイント

「初期のガンと末期のガンと、どちらが治りやすいか」と聞かれると、ほとんどの人が「初期のほうが治りやすい」というでしょう。

一般的には、初期のほうが治りやすいといえます。

しかし、**ガンは生活習慣病です。生活習慣を変えることができるかどうかが、治癒へのカギです。**

極端な例ですが、肺ガンの初期の人が診察にきて、「先生、なんとかしてください。だけど私は、タバコは一生やめませんし、生活は変えません」といったとします。

また、末期の肺ガンと診断された人が、「先生、何をすればいいか教えてください。で

きることは何でもやります」といったとしましょう。

この両者の、どちらが治癒へ向かいやすいのか、一概にはいえません。両者の白血球の数やリンパ球の比率、体温などによっても変わってきます。

ですが、初期でも生活習慣を変えない人と、末期でも生活習慣を変えることができた人とでは、どちらがよい方向に向かうかというのは一考に値するでしょう。ステージだけではガンの生存率や治癒率は判断できないということです。

ガンを含めた生活習慣病は、患者さん本人だけが治せる病気なのです。また、患者さんを支えるのは家族です。医師をはじめとする医療関係者ができることは、そう多くはありません。

福田稔医師は、「医療関係者ができることは5%、あとの95%は患者さんおよび家族だ」とおっしゃっていました。

患者さんの自己治癒力がカギになる

厳しい発言ですが、これまでの話をまとめるとこうなります。

「病気をつくったのは患者さん自身です。また、病気を治せるのも患者さん自身だけです。患者さんの自己治癒力が高まれば病気は治癒に向かうし、自己治癒力が低下すれば病気は悪化に向かいます」

西洋医学のみで診断・治療を行っている医療機関に行き、ここまで悪化すると元には戻らないといわれている病気であっても、元に戻る例は実際にあります。

「いま出ている症状を取ろう」とするのではなく、**免疫を高める、つまり自己治癒力を本来の姿に戻していけば、人間（生物）の体は自然に病気が治るようにできています。**

ですから、**本書でご紹介した知識やセルフケアを活かし、自己治癒力を存分に発揮させることによって、健康を取り戻していきましょう。**

謝辞

人生初の出版にあたり、至らないところだらけの私を決して見捨てず、本の企画から完成まで一緒に伴走してくださった三和書籍の小川潤二編集長をはじめとする皆様の存在があってこそ、実生活に適用可能な情報満載の本に仕上げることができました。

また、今回の出版を含め、人の「お役に立つこと」の根本的な大切さに関する気付きの場を与えてくださった分子整合医学美容食育協会の阿部貢三主監、阿部ひとみ代表に心から感謝いたします。

一方で、私の想像を遥かに超えるレシピのアイデアをいただきました株式会社ステラアートの山田忠平取締役、新しい物事にチャレンジする勇気をくださったＶＩＤＡカイロプラクティック大宮整体院の古川一就院長、そして、平日休日問わず作業に追われていた私の心身を、無限大の家族愛で支えてくれた妻と息子たちへの感謝の気持ちでいっぱいです。

この本を手に取って最後までお読みくださったあなたに、溢れんばかりの感謝の気持ちと、未来のあなたがハッピーになれるセルフケアの情報をお届けできたのであれば幸いです。

内科医・産業医　野口勇人

2023年8月

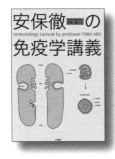

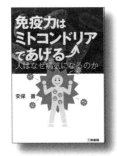

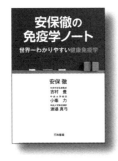

【著者プロフィール】

野口　勇人（のぐち　はやと）

内科医・産業医。野口基礎医療クリニック院長。1977年生まれ、埼玉県出身。日本大学医学部卒。医学生と研修医の時に心身ともに調子を崩し、20代にして“寝たきり状態”になるほどの不調を経験。それを乗り越え、研修医時代にオーストラリアにある薬物リハビリテーション施設へ留学。そこで「薬は決して人の代わりに問題を解決してはくれない」ことを痛感すると同時に、病の真の原因と免疫、栄養の大切さを学ぶ。

帰国後、根本治療できずに苦しむ人々を目の当たりにし、できる限り薬に頼らない全人的なケアをサポートする総合的な医療活動に従事している。

その一方で、人々が真の健康を取り戻すための活動として、予防医学やセルフ・ケアをテーマとした各種講演活動および動画出演、特別養護老人ホームの産業医活動、自宅でも可能な指先からの微量採血キットによるヘルス・ケアおよび全国から集まってくる血液データの解析にも力を入れている。

これまでの活動で、主に食事・運動・睡眠バランスの大切さを伝えることにより心身ともに健やかな人づくりに貢献している。現在、分子整合医学美容食育協会の医療顧問、及びファスティングマイスター学院と健康美容食育士に関する顧問も務める。

分子整合医学美容食育協会
（ファスティングマイスター学院）

健康美容食育士

免疫を高める食事
――自律神経を整える特効レシピ付き――

2023年　8月　26日　　第1版第1刷発行

著　者　野　口　勇　人

発行者　高　橋　　考

発行所　三　和　書　籍
〒112-0013　東京都文京区音羽2-2-2
TEL 03-5395-4630　FAX 03-5395-4632
info@sanwa-co.com
http://www.sanwa-co.com/
印刷／製本　中央精版印刷株式会社

ISBN978-4-86251-511-7　C0077